U0134825

讓生命潛能 帶你探索心靈世界的真、善、美
Life Potential Publishing Co., Ltd

我懂，你的獨舞世界

——自閉症不怪
他們只是與眾不同

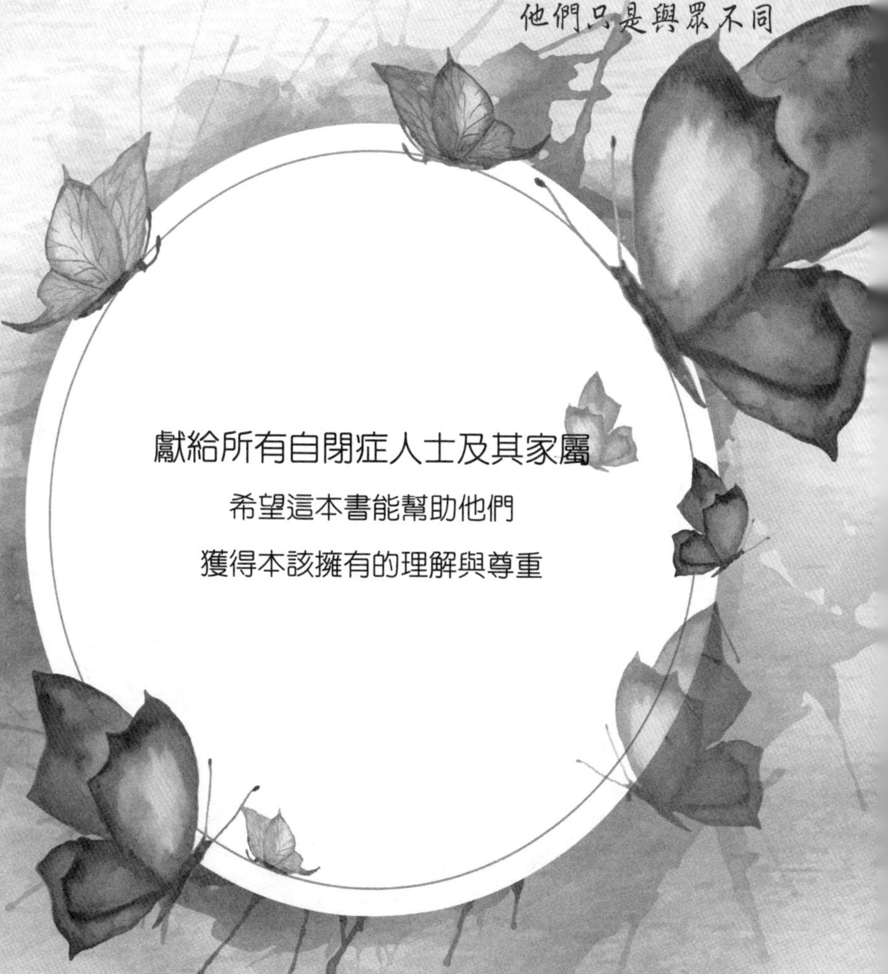

獻給所有自閉症人士及其家屬
希望這本書能幫助他們
獲得本該擁有的理解與尊重

貝瑞·普瑞桑（Barry M. Prizant）
&湯姆·菲爾斯梅爾（Tom Fields-Meyer）合著

目錄

第二部分 與自閉症共存

各界推薦

這是一本激勵人心的書籍，能讓有自閉症以及任何障礙的孩子的父母親和照顧者更加確定，他們的孩子並非有缺陷，而是獨一無二。

——《書目雜誌》重點書評

市面上愈來愈多探討自閉症的書籍中，這是一本令人期待已久的傑作，是所有深愛自閉症人士並跟他們一起生活的人必讀的書籍，同時也是那些有志成為具有人道精神的專業人士不可不讀的好書。

——潘蜜拉．華夫伯格博士，舊金山州立大學自閉症光譜研究教授、自閉症同儕互動與遊戲機構總監。

普瑞桑將幾十年與自閉症人士及其團隊合作的經驗，萃取而成具體又實用的意見，協助如何降低壓力、在強項與興趣之間找到平衡、強化適應能力，以及最重要的是，接納並擁抱與眾不同的獨特性……普瑞桑的書讓人深深感受到同理、支持與力量。

——《自然》雜誌（**Nature**）

閱讀這本精彩的書籍時，每一頁都感受得出普瑞桑博士與自閉症人士及其家人在合作過程中所流露的敬意，這也使他能夠以如此獨特的方式講述自閉症的故事，得以同時展現深切的啟發性及教育性。有趣的真實案例穿插在整本書中，不僅由內而外地闡述自閉症經驗，也透露出單單只看行為而不去檢視背後動機的愚蠢。這是劃時代的創舉！

——黛安．卡琳博士，《自閉症光譜季刊》主編

普瑞桑是自閉症團體中的意見領袖，他在書中所提出的方法都有案例研究和親身經驗所支持。父母（特別是孩子剛被診斷出自閉症的父母）或許可以從剛被診斷時的絕境以及四處苦尋解答和資料的困境中，找到一絲希望。

——《圖書館學刊》（**Library Journal**）

作者的話

在這本書中，我選擇採用所謂「以人為主」（person first）的表達方式，也就是捨棄「自閉症患者」（an autistic person）這樣的用詞（因為這表示自閉症是那個人的主要特質），而採用諸如「有自閉症的人／自閉症人士」（person with autism）、「有自閉症的小孩／自閉兒」（child who has autism）或是「泛自閉症的成年人」（adult on the autism spectrum）這類的用語；偶爾我也會用「自閉症光譜」（on the spectrum）這個廣為自閉症團體所接受的詞彙。雖然這些是我比較喜歡的用語，但並不代表完美無缺；行文間選擇這樣的詞語有時可能會造成文句不順、贅詞過多，請容我先在此致歉。

我也發現還有些人，特別是有自閉症的成年人，比較喜歡「自閉症患者」這樣的標籤，因為他們覺得自閉症的確是一個代表他們身份的典型特徵，而「以人為主」的用語則暗示了自閉症在本質上是不好的。（所以你不會稱呼某人為「具有男性特徵的人」而是直接稱「男性。」雖然我在本書採用的是另一種稱呼方式，但我完全理解也尊重這個看法。

我偶爾會提到亞斯伯格症候群，此症候群在「美國精神醫學學會」出版的診斷聖經：《精神疾病診斷與統計手冊》（簡稱**DSM**）（*Diagnostic and Statistical Manual of Mental Disorders*）中，已被歸在「自閉症光譜」（**Autism Spectrum Disorder**）的子類別。雖然在最新版（也就是一般熟知的**DSM-5**）中，亞斯伯格症候群已經從正式診斷中去除了，但一般還是繼續使用這個診斷來指稱與自閉症擁有同樣社交等障礙，但擁有一般或較高的認知能力和語言能力的人。

針對一些無法（或是尚未能）透過說話來溝通的人，我用類似「不說話」（**nonspeaking**）這樣的詞彙來描述，一般人通常是用「不用語言」（**nonverbal**），但這類的人很多都會透過手語或**iPad**等工具，使用文字和圖象來溝通。

當內文提及有自閉症的「兒童」或「孩子」這樣一般性的用語時，絕大部分的敘述對於青少年和成年人也同樣有效。我會使用「典型的人」、「典型發展的人」和「典型神經的人」（neurotypical）這些用語來指非自閉症的人。

英語語言中沒有中性的代名詞，這會為英文使用者帶來困擾。我為了不造成性別的歧視，刻意輪流提及男性和女性。當然在本書提到的所有資料幾乎男女都適用，但讀者可能會發現我大部分所舉的例子都是男性，這同時反映出真實世界的狀況以及我的執業經驗。大約五分之四的自閉症人士都是男性，這也解釋了為何在第十章中所描述的四個個案全部都是年輕男性。雖然我也曾遇到並輔導許多有自閉症的女孩和年輕女性，但我持續接觸超過二十年的都是男性。

我在本書所分享的基本哲學思想、價值觀和方法，都本持 SCERTS 模式（SCERTS Model）的精神，或甚至從中衍生而來的。SCERTS 模式是我與同事一起發展出來的一套教育及治療架構，強調自閉症人士最重要的核心範疇在於社交溝通、情緒調控，以及人際網絡支援。全美國的學校和學區以及其他十多個國家都已開始實施 SCERTS 模式了，在這本書的最後會有更多關於 SCERTS 模式的詳細介紹。

推薦序——
包容的愛，輔助孩子走向更好的未來

莊婕筠

2006年從德國唸完博士回台後，就在幾間診所專攻自閉症孩童，我們整個醫療團隊，幫助了將近30%的孩子進入資優班，60%進入正常班，還持續追蹤中，本來應很多家長要出自閉症孩童手則，很高興看到這本書出版，部份解決了我要說的問題。例如書中提到：「如果你認識一位自閉症人士，思考一下這個人不能控制良好的因素是什麼：溝通上的障礙、混亂的環境、別人說話太快或動作太快而帶來困惑、無預期的變動、對於不確定之事過度擔憂。另外還有一些相關的挑戰，例如：對於碰觸和聲音的敏感、汽車和移動所帶來的干擾、睡眠不足、過敏和胃腸的毛病。

當然，這些挑戰不單單只有自閉症人士才會面臨，我們所有人偶爾也都會感覺到失調問題。在大庭廣眾下說話，你可能會覺得汗如雨下、雙手顫抖、心跳狂奔；穿著刺刺的毛衣，可能會讓你癢得無法專心；每天早晨必做的事（例如喝咖非、看報紙、沖澡）若因故無法進行，你可能一整個早上都坐立難安。當這些因素全部加起來時：你睡眠不足、截稿在即、午餐沒吃，然後電腦又當機，你很容易會變得極度易怒。

我們全都會遇到這些問題，但是自閉症人士由於自身神經系統的關係，他們天生就缺乏對付這些問題的能力，這使得他們比其他人更顯得脆弱（也就是說，他們的臨界點比別人更低），而且他們天生的應變措施也比別人少。」

也就是說，自閉症的孩子是因為腦神經不自主的放電，所以他們的敏感度是比別人強很多的，他可以在很遠的地方就感覺到他害怕的事物，所以他會很快的做出別人覺得奇怪的動作。若不夠了解他，就會覺得他又發作，只要我教過的孩子，我們就好像心連心，我很能了解他下一個動作要作什麼，而很多父母因為遇到這樣的孩子不是哭泣無助，就是放任他，寵愛他。導致我初次見面的孩子們，都必需修正他們的行為，有時候必需堅持，他們都知道我是愛他們的。所以現在我第一次的客戶都是以全家輔導為主，父母的行為，還有對待的方式都要教導，我們的成效又更高了！因為沒有不能教的孩子，只有不懂他，不夠愛他，不尊重他的老師。要像海倫凱勒的老師一樣，一定要有堅毅的理念與包容的愛，才能輔助孩子走向更好的未來。

Ph. N. Dr. Izabel Chuang 莊婕筠博士
美國 A4M Clinic 憂鬱症，自閉症，抗衰老專科推薦序——

感恩　自閉症家庭被看見

黃芷賢

身為一個家長，為了解決孩子的種種生活上的問題，在照顧孩子時，有限的時間下，坊間的相關的書籍，也多有察看。今天看到這一本《我懂，你的獨舞—自閉不怪，他們只是與眾不同》著實讓我安慰。我知道我不是不聞不問的家長，也不再是被說成是冰箱媽媽了。

自閉症這一個疾病，這幾年才被大量的發現和研究。雖然在醫學上有重大的學術理論的突破，但隨著孩子的年齡漸長，所需要的各個層面的需求及社會資源的共同運用的問題，還在持續的發生著。因為是光譜式的全面，面向多且雜。又再加上年齡差異，問題困難的不同，需求也不盡相同。看走在這路上的家長及大病人小病人們，要面對的總總生命的課題，既複雜又多元。

在這21世紀中，號稱世界文明百花齊放的年代。為什麼身心症的比例確逐年上升，而自閉症的發生率，更是像全球暖化的速度一樣，在世界中漫延擴大著？我不禁思想著，我家是發生了什麼事？我們社會發生了什麼事？我們國家發生了什麼事？我們世界發生了什麼事？我們地球發生了什麼事？

這一本書，提供給我們很多深入淺多的理解與看見。書中許多例子和作法，這不僅讓我們自閉症家庭有實際的方法可依循，同時也提供了我們自閉症家庭一些安全穩定的力量。當然相對的這部份的看見，也提供了對大多不是自閉症家族的朋友們，一個快速理解自閉症家族的種種問題，提供願意幫助我們自閉症家族的友善朋友們，可以一同找出解決的方法的基礎。

最後，我要感謝生命潛能出版社，關注自閉症家庭相關議題。提供給我們許多優質的生命潛能叢書，讓我們對這一個世紀的文明病—自閉症，更有正向的眼光。讓我們自閉症家庭，能有勇氣和力量繼續往前走下去。

感恩 感謝！

黃芷賢
中華音樂療法發展協會　過動症／自閉症組　教育委員
中華民國自閉症適應體育休閒促進會　祕書長
新北市自閉症適應體育推廣協會　副理事長
中華民國自閉症權益促進會　理事

引言

用全然不同的方式來看待自閉症

不久以前，我到一所小學跟一群教育人員開會，開完會後突然變成私下討論。我是以學區顧問的身分來到那所學校，討論特殊學生的課程計畫，而就在會議結束後，校長請求與我私下見面，我心想他可能要跟我討論某個教職員的問題，結果，這位認真嚴肅的男人關起門，把他的椅子拉近我的椅子，注視我的眼睛，開始訴說他九歲大的兒子。

他描述這位害羞、孤僻、古怪的孩子愈來愈封閉，大部分時間都自己一個人玩電動玩具，很少跟其他同齡孩子玩。然後他切入重點：最近一位心理醫生幫他的兒子診斷出泛自閉症。校長傾身向前，他的臉幾乎快貼到我的臉。

「貝瑞，」他問：「我應該要嚇得半死嗎？」

這樣的問題我一點都不陌生，幾乎每個星期我都會與聰明又有才能，且通常已在其他領域佔有一席之地的父母會面，但這些父母往往一碰到自閉症時，就變得六神無主，自己的直覺本能完全派不上用場，面對這個未曾想過的陌生領域時，他們變得困惑、害怕、慌張失措。

幾年前，問同樣問題的是一位世界知名的音樂家，他和他的妻子請我去診斷他們的四歲女兒。那種需要長時間坐著並接受指示和命令的自閉症密集治療對這個小女孩的效果不彰。小女孩的父母想聽聽第二種意見，看什麼是對她最有幫助的方法。我第一次進到他們寬敞的家時，這位父親招手示意我隨著他進入另一個房間。

「我可以給你看個東西嗎？」他問。他從一張絨布椅後方拿了一個購物紙袋，然後探手進去拿出一件玩具，是一個電動跳跳球（**Bumble Ball**），那是個表面不平滑的橡膠球，內部有一個馬達，打開開關後就會震動。看得出來這個玩具的包裝還沒有拆開。

「去年聖誕節我幫我女兒買了這個玩具，」他憂愁地問：「這是不好的東西嗎？我以為她會喜歡。」

我聳聳肩。「我看不出它哪裡不好。」我回答。

「呃，」他說：「她的治療師告訴我這東西會讓她更自閉。」

這太離譜了：一位天才橫溢的名人竟因為一個三十歲的治療師的幾句話，就嚇得不敢把玩具送給自己的女兒。

這四十多年來我專門在幫助像這樣來自各行各業，不知如何面對自己的孩子有自閉症的父母（另外我也協助教育人員及各種相關專家）。我愈來愈常遇到這類的父母，他們對這突如其來的一切感到茫然、哀傷，並且擔心孩子，他們不知道孩子被確診為自閉症後，對孩子以及全家人的未來會是如何。

他們的苦惱和困惑有部分是來自於資訊爆炸。「自閉症光譜疾患」已經是極為普遍的一種發展障礙，美國疾病控制中心（Centers for Disease Control）估計，五十位學童中，就有一位受到此疾患的影響。為了幫助這些孩子，許多專家和療程計畫紛紛出現：醫師、治療師、學校、課後活動等。有專為自閉兒設計的空手道課程和戲劇活動，還有體育營隊、教會學校和瑜伽課程；但同時，江湖郎中還有經驗不足或毫無經驗的投機分子（有些甚至還有專業背景）會到處推銷他們的「突破性」方法。很不幸地，自閉症的治療方法沒有受到規範，所有人各行其是。

這種種的一切，讓父母所面臨的挑戰更是雪上加霜。到底哪位專家可以信賴？誰可以解釋你孩子的情況？哪一種治療方法可行？該進行什麼樣的飲食？什麼樣的療法？服用什麼樣的藥物？上哪一所學校？接受哪一種教育方法？

這些父母就跟其他父母一樣，都只想找到對孩子最好的道路；但是，面對這個毫無頭緒的發展障礙，他們求助無門。

我這四十年來的工作，就是把他們從絕望中拉出來，把他們的焦慮換成知識，將自我懷疑轉變成自信及安心，幫助他們從原本以為不可能的事中看到可能性。我曾協助過數千個遭遇自閉症問題的家庭，幫助他們對這個狀況重塑新的經驗，進而建造更健康、更完整的生命。這也是我希望這本書可以幫助各位的地方，不管你的身份是父母、親戚、朋友或是協助自閉兒及其家庭的專家，都能從中獲得益處。

我們先從改變對自閉症的了解開始。我不斷地看到同樣的現象：父母不理解他們孩子的行為，認為他們的孩子跟別的孩子有很大的差異。他們相信用來養育其他孩子的方法和直覺對自閉兒不適用。受到了一些專家的影響，他們把某些行為視為「自閉症行為」，是不可取的行為，並認為他們的目標是要去除這些行為，矯正這個孩子。

我相信這是錯誤的理解，也是錯誤的方法。我的主要觀點是：自閉症人士的行為並非如許多專家幾十年來聲稱地那樣無跡可循、偏差及古怪。這些孩子不是從火星來的，他們所說出來的奇怪話語並不是（如許多專家依然堅持）無意義或是「毫無功用」。

自閉症不是一種疾病，而是另一種經驗人生的方法。自閉兒不是生了病，他們跟我們一樣也在經歷發展階段，雖然很多自閉兒都會伴隨醫療問題，包括腸胃道問題、睡眠障礙、過敏、耳朵感染等，但大多數都沒有這些問題，這些並非自閉症的絕對條件。要幫助他們，我們不需要改變他們或矯正他們，我們需要的是去了解他們，然後改變我們的作法。

也就是說，幫助自閉症人士改變的最好方法，就是改變我們自己：我們的態度、我們的行為，以及我們所提供的協助。

該如何做到呢？首先是傾聽。我曾在最高層的學術界服務，也在一所常春藤醫學名校任教；在數十本學術期刊中發表過作品，也出版過著作；幾乎在每一州以及遍及全球的會議上發表過演說及主持工作坊，足跡遠從中國到以色列、從紐西蘭到西班牙。然而，我所學習到最有價值的自閉症知識，並非來自課堂或期刊，而是來自那些孩子和他們的父母，以及少數表達力強的成年人，很罕見地能夠說明他們自身的自閉症經驗。

其中一位是羅絲．布萊波恩（Ros Blackburn），她是一位有自閉症的英國女子，她對於與自閉症共處的感覺，表達得比我認識的任何人都還要深刻。羅絲經常叨念這句話：「如果我做的事讓你不明白，你必須一直問：『為什麼，為什麼，為什麼？』」

本書就是我四十年來詢問為什麼的結果；也就是去詢問有自閉症是什麼感覺，使我慢慢獲得的理解。

憂心忡忡的父母都有類似這樣的疑問：他為什麼要搖晃身體？他為什麼講火車的事講個不停？她為何一直重覆電影裡面的台詞？他為何忍不住要一直去調整百葉窗？他為什麼那麼怕蝴蝶？她為何一直盯著天花板的掛扇？

有些專家直接將這些行為歸為「自閉症行為」。專家和父母的最終目標經常是要減少或消除這些行為（讓他們不再繞圈圈、不再揮動手臂、不再說個不停），而不去問：「為什麼？」

我自己從事這一行多年的經驗，加上從羅絲．布萊波恩及其他人那裡學到的是：世上沒有自閉症行為這種事。那些行為全都是人類的行為，以及基於個人經驗所產生的人類反應。

我在主持自閉症的工作坊和研討會時，經常告訴與會者，我從沒看過自閉症人士做過任何所謂正常人沒做過的事。可想而知，許多人難以相信這句話，因此我願意接受挑戰，我請觀眾（多半是父母、老師和專家）說出一件自閉症的常見行為，而我可以保證我在正常人身上都看過。立刻有觀眾舉起了手。

「重覆一句話說了好幾千遍？」

很多孩子在要求吃冰淇淋時，或者在問還要開多久的車才會到的時候都會這樣做。

「沒人在場的時候自言自語。」

我每天自己在車上也都這樣做。

「感到挫折時用頭去撞牆？」

我鄰居那位還在學步的小孩就經常這樣做。

左右搖晃、自言自語、跳來跳去、揮舞手臂？我們全都會這樣做。當然，不同之處在於，正常人或許不會那麼堅持或強烈（又或者年紀稍長後就會比較少出現），而且如果我們真的要做這些行為，通常絕不會在大庭廣眾之下做。

羅絲．布萊波恩說當她跳來跳去和揮舞手臂時，人們總是盯著她看，人們就是不習慣看到成年人做出如此肆無忌憚的動作。她指出，她在電視上常常看到有人做出跟她一樣的舉動，例如在中了樂透或比賽得獎時。「差別在於，」她說：「我比你們更容易覺得興奮。」

我們全都是人，而這些都是人的行為。

本書希望扭轉的思考模式是：我們不應該把那種有跡可循的功能性行為歸類為異常徵狀，而應該當成是為了應付這個令人難以招架的可怕世界，所產生的一連串適應、溝通和處理的策略。某些廣為人知的自閉症療法致力於減少或去除行為，我將說明為什麼更好的辦法是強化能力、教導技巧、建立對應策略，並協助避免這些令人擔憂的行為模式，讓孩子自然而然地出現令人接受的行為。

把孩子的行為斥為「自閉症行為」或「異常行為」或「不順從的行為」（這是許多治療師常用的一個詞）是毫無幫助的。不要置之不理，最好是去問：這種行為背後的動機是什麼？這樣做的目的為何？雖然看似不可能，但這個行為真的對這個人有幫助嗎？

我無法簡單地回答，但我可以提供方法讓大家更加了解有自閉症的孩子、青少年和成年人。這本書所彙集的故事涵蓋了我四十多年的職業生涯，在各種不同的工作場所，扮演不同的角色所遇到的真實案例，包括了：我早期在夏令營的實習工作、在大學和醫院的臨床工作，以及私人執業十七年的經驗；還包括了我輔導超過一百個公立學區、醫院、私人機構、家庭，以及多年來帶領遍及全世界的訓練工作坊和諮商工作的經驗。我已主持長達二十年的週末家長僻靜會，讓我有機會從家長身上學習，也建立了許多深刻持久的友誼。最後，透過很多會議和工作坊，我也認識了一些自閉症人權運動的領袖，不少人還變成我的莫逆之交。

本書提供了全面性的方法，基礎來自於我個人的研究以及與同事的合作、我幫助家庭和專家的經驗，加上我從泛自閉症的良師益友身上所獲得的洞見。

這是一本我希望自己在四十年前剛開始與自閉症人士生活並關懷他們

時，就能讀到的書。很多專家都是因為個人因素才進入自閉症領域，像是自己的親戚或小孩有自閉症，而我完全是意外進入這個領域的。我在大學一年級時，暑假在紐約市的一家影印店打工，而我的女朋友在一個身心障礙的成年人與小孩的住宿夏令營裡教音樂。暑假過了兩個星期後，她打電話告訴我營地需要一位輔導老師，於是我去應徵，然後就得到了那個工作，結果我可以說是一夜之間就找到了自己，在年僅十八歲的時候，就負責照顧一屋子各式各樣的發展障礙男孩。

對一個來自布魯克林區的孩子而言，位在紐約上城區一處與世隔絕的鄉下營地，感覺就像一片原始蠻荒之地，我完全沒有心理準備會遇到什麼樣的人。我的小木屋裡有一位八歲小男孩，看起來很孤僻，活在自己的世界裡，但是他會一直覆誦他聽到的話；另一位和藹可親的成年人，是大家都喜歡的老好人，因為服用癲癇藥物，所以講話都像是在慢動作播放，他總是毫不保留地讚美別人。「嗨，貝瑞，」他老是說：「你今天天天看起來好好好好帥喔。」

我感覺就像進入了一個截然不同的文化，有著不一樣的表達及存在的方式，那些人跟我所認識的人完全不同，但我很快就能跟這些學員相處愉快，感情融洽，讓我想要深入去了解，特別是，為什麼這些人在表達思想和情緒上那麼困難，而我們又該如何幫助他們？這早期的經驗引發了我研究發展心理語言學的動機，然後又研讀了演說和語言病理學以及兒童發展，最後還去拿了溝通障礙與科學的博士學位。

這本書要是在一九六〇年代就出現，或許也能幫助我了解童年時期一起住在布魯克林的好朋友：藍尼。藍尼是聰明的學生，在高中之前就跳了兩級，也是一位自學的天才吉他手。他有音樂天分，在我們其他人都還沒有聽過艾瑞克．克萊普頓（**Eric Clapton**）和吉米．亨德里克斯（**Jimi Hendrix**）之前，他就能隨手彈奏幾段他們的吉他曲子了。

他是我所認識最有趣的人之一，同時也是最焦躁不安、不假修飾、直接且易怒的一個人。他經常將自己高人一等的才智掛在嘴邊，使得同儕總是對他退避三舍。當藍尼成年住進自己的公寓時，他的書架上排滿了各式各樣的獎牌，以及塑膠書套包得好好的初版漫畫書，按照順序排列整齊，但是他的廚房水槽老是堆了一大堆碗盤，衣服也常丟得到處都是。藍尼的學業性向測驗（SAT）考很高分，最後拿到了兩個碩士學位和一個法律學位，但他很難在一個工作崗位上持續太久，因為他跟別人的相處有問題。

但是，如果藍尼了解你並且信任你的話，或是你跟他有共通的興趣時，他就是一位值得信賴的好朋友。雖然我經常得向熟人解釋藍尼異於常人的行為（大部分的人都覺得他狂妄自大），但經過幾十年後我才想到他很可能有亞斯伯格症候群（亞斯伯格症候群一直到一九九四年才在美國成為正式的診斷。）藍尼在六十多歲去世時，我突然想到，如果他身邊的人能更了解造成他異於常人的習慣和怪異行為的原因，那他的人生一定可以過得更順利。

最後，這本書我也希望在幾十年前就能夠介紹給麥可的父母看。麥可是我第一個認識的自閉兒，當時我才剛拿到博士學位，在美國中西部一所規模很大的大學任教，而麥可是一位英文教授的九歲大兒子。就跟許多自閉兒一樣，麥可老是把兩手放在眼前，舞動手指，然後開心又專注地盯著看，他可以一坐坐很久，完全沉浸他自己的雙手裡。麥可的老師和父母不斷地阻止他：「麥可，放下你的手……麥可，不要再盯著你的手看！」但他依然故我，最後學會在日常活動中偷看他的手，例如彈鋼琴的時候。

那段時間麥可的祖父剛好過世，麥可跟祖父的感情非常好，每個週末都跟他在一起，而祖父的過世恰是他首度經歷親人的逝去，可想而知他感到困惑與焦慮，不斷地問父母他何時才能再見到祖父，父母向他解釋，祖父在天堂，有朝一日，在很久的將來，麥可一定可以在天堂跟他相會。麥可聽得很專注，然後問了一個問題：「天堂可以允許人們看自己的手嗎？」

當麥可在思考永生的概念時，他想到的不是天使、豎琴和永恒的陽光，而是一個他可以隨心所慾看自己的手指舞動的世界。

他這個簡單的問題讓我對麥可和自閉症有了更多的了解。我見過上百名自閉兒，他們的目光總是放在某件事物上：他們自己的手指、隨身攜帶的玩具、電風扇、草坪的灑水器等。你可以說這是「自閉症」的行為，但你也可以去觀察、傾聽、注意，並問他們為何要這麼做。當我去找答案時，我發現了麥可這種癖好背後的意義：他覺得這樣做可以讓他平靜下來，更專注在當下；這樣做給他一種可預測的感覺，讓他覺得可以掌握。用這樣的理解和洞見觀之，麥可這種行為就變得不那麼怪異了，這只是一種獨特的個人生存方式。

這本書的內容涵蓋了自閉症所有範疇，包括各種年齡層的自閉症人士及其家人都會面臨到的嚴酷挑戰。我非常明白某些行為模式會帶給人多大的壓力和耗損。我曾照顧那些深受自身行為折磨的人，他們的行為變得具有危險性、破壞性，甚至對自己和他人都造成傷害。我自己在幫助處在極端痛苦狀態下的人時，也曾受到傷害（咬傷、瘀傷、抓傷、指頭斷裂）。我曾跟有睡眠障礙的自閉症人士同住，也曾為了讓極度偏食者獲得足夠的營養攝取而遭受挫折，我也處理過迷失、逃跑或不經意讓自己和其他人陷入危險的孩子。

雖然我不敢妄稱經歷過父母所經歷的那種長期壓力和擔憂，但我對這種憂心和恐懼並不陌生。經由觀察及協助無數家庭，我學會了這個重要課題：不管在如何艱難的處境之下，我們對自閉症人士及其行為的觀點和態度，會對他們的人生（以及我們的人生），造成極大的影響。

那就是我希望透過這本書傳達的觀念，這個觀念可以清除我從那位校長和那位音樂家身上所感覺到的恐懼，並且用敬畏和愛來取代；這個觀念也是我最近在加拿大不列顛哥倫比亞省的一個小城市：納奈莫（Nanaimo）所舉辦的自閉症工作坊裡所教導的重點。在整整兩天的工作坊中，有個戴著棒球帽的年輕父親和他妻子就坐在第一排，專心聽講但沒有發言，而就在工作坊結束的那一刻，他衝上台前擁抱我，頭靠在我的肩上。

「你打開了我的眼睛，」他說：「我永遠感激你。」

我希望這本書也能打開你的眼睛（也打開你的耳朵和你的心）。我希望能捕捉並分享我認識的許多有自閉症的小孩、青少年和成年人的獨特心靈，以及他們的熱情、驚奇的感覺，以及誠實與純真。我也會描述這些人及其家人所克服的障礙，反過來，我也希望你能夠學習我所學到的。不管你是正在面臨艱辛挑戰的父母、家人、教育人員，或是正在幫助泛自閉症人士，我希望當你明白何謂獨一無二的人，你將能夠跟這些與眾不同的人有更深、更讚嘆、更喜悅的相處經驗。

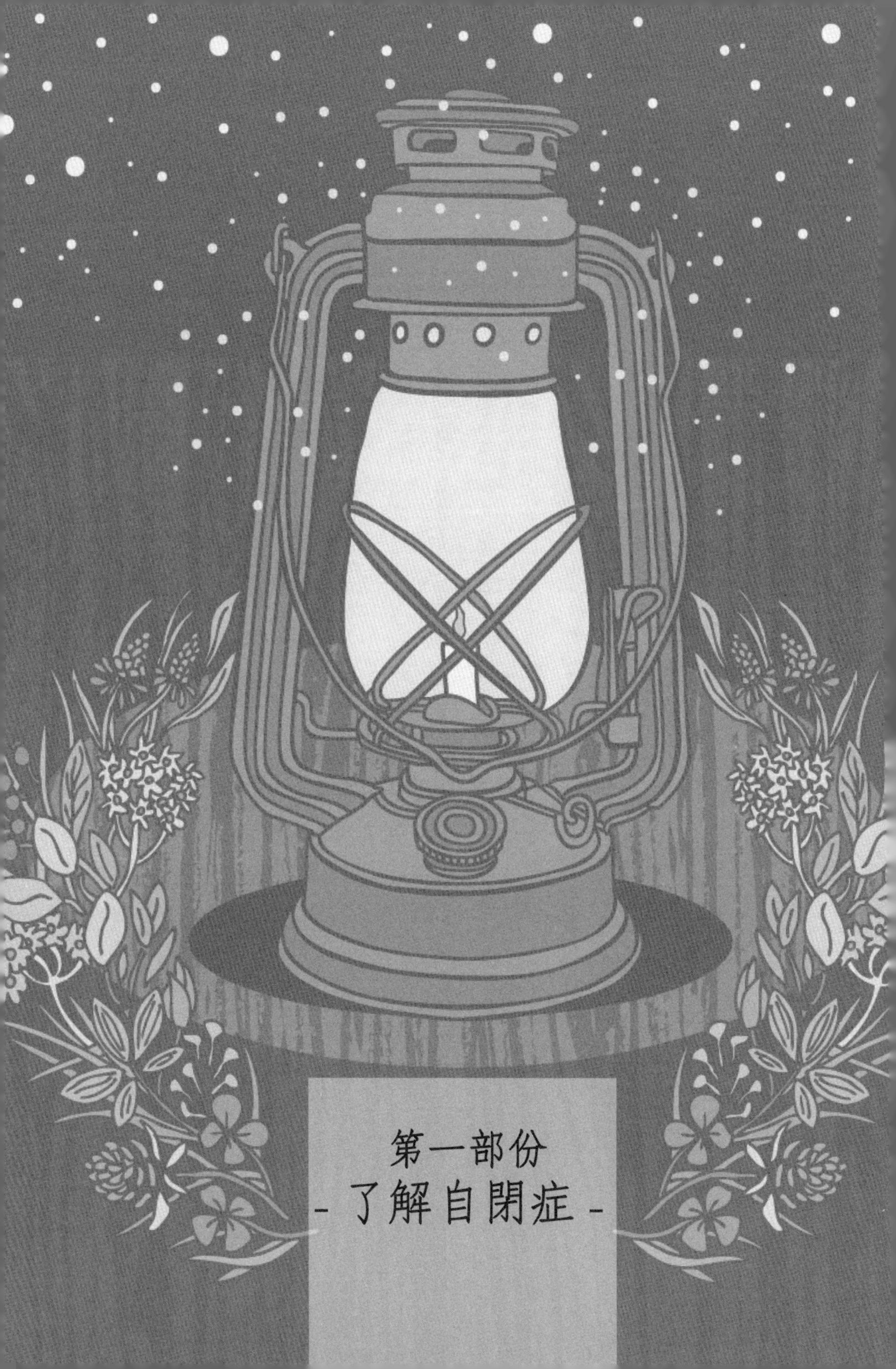

第一部份
- 了解自閉症 -

1 問問「為什麼」

我對傑西的第一個印象，是他眼中所流露出來的恐懼和焦慮。

我到一個新格蘭的小學區時，聽說有一位剛從鄰近學區轉來的八歲男童，他在那裡得到一個不甚光彩的殊榮：行政人員稱傑西的問題行為是他們見過最糟糕的。

知道他的狀況後，就不難理解了。傑西是個戴著金框眼鏡的壯碩男孩，有一頭棕色直髮，他有嚴重的社交焦慮，對於碰觸極度敏感，語言表達有困難，同時，他在幼兒時期就被發現有癲癇症，大約在那個時候，他失去了說話的能力。他的表達全靠著發出像喉音和咕噥聲、把人和物體推開，或者直接帶人們走到他想要的東西那裡。

由於傑西要表達自己的需求是如此困難，所以他經常顯得日益惡化且痛苦不堪。有時他會將挫折和焦慮發洩在自己身上，用拳頭捶打自己的大腿和額頭，把自己弄得滿身是傷。當老師想要結束一個活動並引導他到下一個活動時，他總是甩動四肢，或是推開或踢走老師。前一所學校的報告提到他會踢人、抓傷人，還會咬人，然後再演變成用拳頭打人，幾乎每天都要上演一次全武行，需要三、四位大人才能壓制他，然後把他隔離到禁閉室讓他冷靜下來。

教職員工把這些全部解讀成刻意的不合作行為，但傑西的母親不認為如此，她認為他的行為是一種表達方式：是他困惑、發怒和恐懼的直接反應。她向教職員工解釋，她的兒子有知覺失調的問題，對於噪音和碰觸特別敏感；但這些解釋完全不被接受。很顯然，他們認定這個孩子表現出來的就是不配合的行為，在他們眼中，傑西的意志堅強、固執又叛逆，而他們的反應是試圖去扭轉他，對待他就像是馴馬師在對待馬一樣。

這些教育人員提供了什麼來幫助傑西學習溝通？完全沒有，這個學區的政策以控制孩童行為為第一優先，而唯有在成功控制之後，才會處理溝通的問題。

他們的政策完全錯誤。

我聽了傑西太多不好的事了，讓我很想跟他見見面。當我終於見到他時，我並沒有看到任何我聽到的狀況：沒有叛逆、沒有攻擊性、沒有刻意不合作。我看到的只是一個受驚、焦慮、永遠處於防衛狀態的男孩，而這都是可以理解的。我還發現另一件事：傑西造成的傷害都是來自於極端的戒備和焦慮，而這通常發生在人們（不管出於多大的善意）完全誤解自閉症人士的行為之時。

這是如何造成的？簡單的回答就是照顧者沒有去問「為什麼？」，他們沒有傾聽，也沒有觀察。他們不去設法理解孩子的觀點和經驗，而只是繞著他們的行為在打轉。

很遺憾的是，這種行為評估的方法（也就是逐項檢查缺陷）已經成為檢驗一個人是否有自閉症的標準方法了。如果一個孩子表現出一些被認為有問題的徵兆和行為，那我們就說這個孩子有自閉症，這些行為包括了：溝通困難、無法建立人際關係、侷限的興趣和行為，包括覆述話言（亦即所謂的「鸚鵡式仿說（echolalia）」），和反覆動作，像是搖晃身軀、揮舞手臂，還有轉圈圈等。專家觀察到這些「自閉症行為」，然後用自圓其說的循環推理來評估這個人：為什麼瑞秋要甩手？因為她有自閉症；為什麼她被診斷出自閉症？因為她甩手。

依循這樣的方法意味著：我們用孩子所有缺陷的總和來定義這個孩子。怎樣做才是對這樣的孩子最好？就是去處理他的行為，或盡力除去這些行為：停止搖晃、禁止模仿別人的話語、不可以一直拍手。而怎樣代表成功？我們愈能讓一個小孩子表現「正常」就愈好。

這種理解和協助自閉症人士的方法根本完全錯誤，是把人當做問題來解決，而不是去理解這個人；未能尊重這個人，無視這個人的觀點和經驗。此種作法忽略了傾聽的重要性，未能仔細注意這個人想要告訴我們的事，不管是透過說話還是行為模式。

最重要的是，以我的經歷，這種作法根本無效，甚至還雪上加霜。更好的辦法是去深入探討，去探索這些行為的動機，這些模式背後的意義。去問「為什麼」是更恰當、更有效的作法。她為什麼要搖晃？他為何要把玩具車排成這個樣子，還有為什麼都只在放學回到家的時候這樣做？他為什麼要盯著甩動的手指看，而且總是在英文課和下課時間？為什麼她總是在不高興的時候覆述某些詞句？

情緒失調

答案通常是，此人正在經歷某種程度的情緒失調。當我們的情緒穩定時，最能有效學習以及與別人交流。我們都得努力保持警覺、專注，並且隨時準備參與日常生活的種種活動，我們的神經系統會幫我們過濾掉多餘的刺激，告訴我們何時肚子餓了，何時累了，或何時該躲避危險。有自閉症的人，由於潛在的神經系統問題（大腦連結的方式），會對於日常生活的情緒和生理上的不適異常敏感，因此他們比別人更常感受到不舒服、焦慮和困惑，他們也比別人更難克服這些感覺和問題。

一言以蔽之：很難控制情緒和生理上的穩定，應該是自閉症的一項重要特徵。遺憾的是，學者專家一直忽視這點，他們只專注在引發的行為，而非潛在的成因。

如果你認識一位自閉症人士，思考一下這個人不能控制良好的因素是什麼：溝通上的障礙、混亂的環境、別人說話太快或動作太快而帶來困惑、無預期的變動、對於不確定之事過度擔憂。另外還有一些相關的挑戰，例如：對於碰觸和聲音的敏感、汽車和移動所帶來的干擾、睡眠不足、過敏和胃腸的毛病。

當然，這些挑戰不單單只有自閉症人士才會面臨，我們所有人偶爾也都會感覺到失調問題。在大庭廣眾下說話，你可能會覺得汗如雨下、雙手顫抖、心跳狂奔；穿著刺刺的毛衣，可能會讓你癢得無法專心；每天早晨必做的事（例如喝咖啡、看報紙、沖澡）若因故無法進行，你可能一整個早上都坐立難安。當這些因素全部加起來時：你睡眠不足、截稿在即、午餐沒吃，然後電腦又當機，你很容易會變得極度易怒。

我們全都會遇到這些問題，但是自閉症人士由於自身神經系統的關係，他們天生就缺乏對付這些問題的能力，這使得他們比其他人更顯得脆弱（也就是說，他們的臨界點比別人更低），而且他們天生的應變措施也比別人少。在很多案例中，他們還有不同的感官接收反應：對於聲音、光線、碰觸和其他感覺，有人過度敏感，有人不夠敏感，因而應付能力比較弱。此外，許多自閉症人士天生就無法意識到別人對他們在情緒失調時所做出的行為可能會有什麼解讀。

情緒失調的感覺對不同的人有不同的影響，反應通常是立即而衝動的，一個孩子的行為很可能會在毫無明顯理由的情況下突然轉變。例如，當一個孩子突然聽到極大的噪音，他很可能會趴到地上。我經常看到孩童拒絕進入體育教室或是學校餐廳，老師可能會認為這個孩子任性，故意逃避不喜歡的活動。真正的原因沒這麼膚淺，其實是因為孩子無法忍受那樣的噪音，或是那種混亂的環境。

當我在一所醫院附設的自閉症學前班工作時，孩子們的午餐都是由醫院餐廳為他們送到教室來。有一次，我和一位老師為了讓這群四到五歲的孩子了解餐盤是如何清洗的，所以帶他們到餐廳廚房參觀。就在我們踏進廚房的那一刻，大型洗碗機噴出蒸氣，同時突然發出高頻率的「嘶」聲！剎那間所有孩子手上的餐盤全掉到地上，有的尖叫地遮住耳朵，然後全部奪門而出，彷彿有怪獸在追他們一樣。

這就是情緒失調，非常突然且明顯。

但有時情緒失調的成因並不那麼明顯。有一次我到我所擔任顧問的一個學前班探視時，我和一位有自閉症的四歲大男孩迪倫一起走出室外。突然間，他毫無預警地趴在地上不肯前進，我輕輕地扶他起來，但不久他又趴下去。我再次扶他起來的時候，聽到了一聲狗吠，他立刻驚慌起來，想要逃跑。我突然了解了，迪倫靈敏的聽覺早就聽到了遙遠的狗叫聲，但我完全沒注意到。這種可能被視為不乖、任意妄為或叛逆的行為，其實很清楚是恐懼的表達。

那也是情緒失調。

很多自閉兒會揮舞手臂，這若不是在表達他們的興奮程度，就是在讓自己平靜。當康納覺得開心時，以及有時候當他對兩個活動之間的過渡感到焦慮時，他會做出他父母所謂的「開心之舞」：他會踮起腳尖向前走，然後向後退，同時兩手在眼前舞動手指。之前的治療師建議康納的父母要強硬地命令他：「把手放下！」如果他不聽從，就叫他：「把手放到屁股下面坐著！」（所幸他的父母不採納這個建議，反而幫助康納了解自己的感覺，以及在活動過渡之時告訴他接下來是什麼活動，以免他躁動。）

拍打、搖晃或舞動這類的「自閉症行為」很容易不被當做一回事，但是身為自閉兒的父母或是協助他們的專家，必須再多付出一點心力。就像偵探一樣，我們必須去檢驗並考量所有可能的線索，查出引發一個特定反應背後的動機為何。造成這個孩子情緒失調的原因是什麼？是外在原因還是內在因素？是明顯的嗎？是屬於知覺的範疇嗎？是因為疼痛，或是身體不適，或是一件創傷的記憶？孩子大多無法用語言來解釋這些行為，因此全靠他身邊的人抽絲剝繭來找出答案。

應對的措施以及管控的行為

這是一個非常諷刺的重點：大多數被標上「自閉症行為」的行為，根本就不是缺陷，而是這個人用來管控情緒的方法。

換句話說，在很多情況下，這些其實是優點。

當一個知覺極度敏感的小孩進入一間吵雜的房間後，用雙手遮住耳朵並搖晃身體，這個行為模式是一種情緒失調的徵兆，同時也是一種應對的措施。你可以說它是「自閉症行為」，但你也可以好奇地問：「他為什麼這麼做？」答案有兩個：這個孩子顯露出不對勁了，以及他發展出一種避免讓自己焦慮的應對措施。

不管我們有沒有注意到，所有人類都採用這些習慣和方法來幫助自己穩定：安撫自己、讓我們的頭腦和身體平靜下來，並幫助我們去應對。或許你也像許多人一樣，公開演講會讓你緊張不已。為了讓自己冷靜，你可能會在演講時做幾次深呼吸，或是來回踱步。這並非一般人公開演講時典型的呼吸和表現方式，但觀眾並不會認為這是偏差行為，大家會了解這是你用來克服壓力、安撫情緒，好讓自己能表現良好的辦法。

當我忙了一天回到家時，我會立即檢查郵箱，然後整理信件，把帳單放一堆，雜誌放一堆，然後把不需要的東西丟入垃圾桶。如果我漏掉了這個微小但卻重要的習慣，我會心煩意亂，感覺什麼都不對勁，我非得親自做完這件事心裡才會覺得踏實。這是讓我平靜的日常習慣，是我回到家一定要做的事。當我太太心情不好或是感覺憂慮時，她會去整理清潔屋子。如果我有一天回家發現家裡特別乾淨的話，我就知道她那天心情不好。宗教典禮包含了一層層固定的安撫儀式：唱誦和祈禱、象徵性的手勢和肢體動作，目的是幫助人們拋去憂愁，忘掉日常生活的瑣事，進入更高的心靈層次。

對自閉症人士來說，安撫儀式和應對機制有各種不同的樣貌：某種特定的動作、各種模式的說話方式、攜帶熟悉的物品、排列物品以製造可預測和不變的環境，甚至去靠近某個人也可能是一種安定自己的方式。

八歲的亞倫每天放學回家後，都習慣把雙手攤開在桌子上，然後在原地有規律地跳躍。他的父母發現，他跳躍的力道和時間的長短，正好顯示他當天在學校的壓力多寡。就像嬰兒被搖一搖就可以安撫，幼兒繞著圈圈跑可以保持清醒，我們也都會使用動作來調節情緒上和生理上的刺激。如果自閉症人士感覺不夠清醒，他們會透過旋轉、跳躍或搖擺來讓自己更清醒；如果他們覺得過度刺激，就會藉由踱步、彈指頭或盯著電風扇來安定自己。

很多人直接把這些表現統稱為「行為」；我不斷地聽到父母或師長描述孩子有這些「行為」。我們不是也都有？只有在自閉症的領域裡，「行為」這個詞（不帶任何修飾詞）是帶有貶意的。「我們的新同學莎莉，真的有很多行為。」老師會這麼說。或者：「我們正在努力改掉史考特的行為。」也有人會用「自我刺激（stim／stimming）」（意思是重覆性的自我刺激行為），這個也是帶有貶意的詞。在過去的幾十年裡，許多學者專家都把重點放在去除孩子的自我刺激行為，有些人使用處罰手段，甚至利用電擊，來消除「自閉症行為」。

但是我們不應該把這些表現視為單純的行為而已，這些表現通常是為了對抗失調而採用的措施。

在一九四三年，美國的一位心理醫師里歐．康納（Leo Kanner）首度提出自閉症的診斷，當時他發現這些孩子有一項顯著的特徵，他稱之為「持續相同性的執著」（insistence on preservation of sameness）。確實很多自閉兒是藉由控制他們的環境（也就是尋求相同性），來管控自己。這不是病理上的徵狀，這是應對的措施。

克萊頓每次一回到家，就會檢查家裡的每一扇窗子，把所有百葉窗都調到完全一樣的高度。為什麼呢？他是在藉由讓環境都在他的掌握之下和視覺上的協調，來讓自己覺得踏實。還有些人會習慣吃同樣的食物、關上教室裡所有的置物櫃、重覆看同樣的 DVD，或是每天一定要坐在同一張椅子上。

類似克萊頓的這些習慣代表強迫症嗎？事實上兩者截然不同。真正強迫症的行為是有破壞性的，而且鮮少會讓行為者感覺好過一點。也就是說，必須一再地洗手，或是離開房間之前非得先摸過每一張椅子的這些行為，會干擾到日常生活。但是自閉兒之所以會固定穿同樣的衣服、聽同樣的音樂，或是排列物品製造視覺上的平衡，是因為他們覺得這些事可以幫助他們穩定情緒，讓他們可以發揮正常的功能。

有一次，一對夫婦帶著他們七歲大的兒子安東來我的診所接受初步診斷，在我和同事與這個男孩互動並觀察他一陣子之後，我準備跟他的父母詳談，所以我們給安東一些紙和彩色筆，讓他自己去玩。

當我們在談話時，安東專心地畫畫。他小心翼翼地一次拿出一支彩色筆，打開筆蓋，寫下一個數字，再蓋上筆蓋，把筆放回筆桶，然後再拿下一支筆，重覆這個過程好幾十次。當我們談話告一段落，我去看看他畫了什麼，結果我大吃一驚，安東畫了漂亮的數字格子，從數字一到一百八十，一格一格排列整齊，還依序變換七種顏色，結果排序整齊的橫排數字加上斜列，創造出一幅七彩的彩虹。這個男孩一次只能說一個字並重覆幾個詞，但他卻能藉由專注在這幅構思巧妙的視覺畫作，來讓自已平靜度過三十分鐘的時間。

「他從來沒有畫過這樣的東西。」他母親告訴我。

這幅畫不僅顯現出安東的心智比我想像得更聰敏和複雜，而且也透露了他創造出安定自已的辦法。在這個新環境裡，幾個大人（還有些是不認識的）在他旁邊談話，他找到讓自已踏實的方法。別人可能會認為他在自我刺激，但我認為那是自我控管（而且相當有創意）。

有時幫助一個孩子自我控管的可能是一件物品。有個男孩隨身攜帶一顆特殊的石子（閃閃發亮的黑色小石子），就像小寶寶總是抱著讓他安心的毯子或動物布偶一樣，那個東西可以讓他平靜，讓他得以掌控。有一天他的石子遺失了，他父親痛苦不堪。「我們試過其他各式各樣的黑色石子，」他告訴我：「但他知道那些都不是他原本的那顆石子。」最後這孩子找到了一個替代品：一串塑膠鑰匙。

自閉兒通常會把東西放在嘴巴裡咬或舔，來控制自己，就像很多人習慣嚼口香糖或喜歡含著一顆糖果一樣。葛林會在幼稚園的操場折下小樹枝來舔，通常還會去嚼。他在上課時總是愛啃鉛筆，他母親還說他經常咬衣袖和領子，害他們花在衣服上的錢遽增。當我去班上觀察葛林時，很明顯他會找東西放進嘴巴咬，都是在他感覺最失調的時候：在沒有老師指導的時候（例如下課）、轉換活動的過渡時，或是噪音提高的時候。跟他的職能治療師討論後，我建議更好的方法讓他獲得喜愛的感官享受：提供酥脆的零食（紅蘿蔔、小脆餅）以及一個橡膠玩具或管子讓他嚼食；同時我們也提供各種協助支持來降低他的焦慮和困惑。

人是情緒安定的因素

對於自閉兒其中一個最具傷害性的迷思就是，他們是孤僻的獨行俠，不需要朋友。這是錯誤的觀念，其實，對很多自閉兒來說，情緒安定的重要關鍵就是有另一個人陪在身旁。麥坎一家人最近剛搬到一個城鎮，他們的四歲大自閉兒傑森，也剛進入當地的公立學校學前班就讀。他的母親請學校提供給男孩體育課（每天一、兩次可以到戶外或體育館活動的時間）的時間表，同時請求讓他八歲大的哥哥可以陪他一起去。因為兩個小孩都還在適應新環境，她覺得這樣對兩人都有幫助。傑森不僅可以獲得需要的運動來調整自己，還有親近和信任的哥哥在身邊，讓他可以更安定。

有些自閉症人士會因為某人不在身邊而變得情緒失調。七歲大的賈默不停地問老師：「媽咪在家嗎？」有一位治療師建議老師堅定地回答一次，他如果再問就一概不予理會。但不理會只會讓賈默更加焦慮，而且他會問得更大聲、更急切。我反而建議在他的課桌上放一張媽媽在家裡的照片，然後向他保證：「媽咪在家，等你放學回家就可以看到媽咪了。」這樣做他就不需要一直問，也幫助他專心上課。

三年級的卡勒伯也受惠於另類的陪伴：一位他喚做史蒂芬的幻想朋友。在教室裡，卡勒伯有時會在他旁邊留個位子給史蒂芬。他的老師說，卡勒伯只有在難熬的時刻會想像史蒂芬的存在：兩個活動之間的過渡時間，或是特別混亂的場合。當我以顧問身份前往探視時，他的同學告訴我，史蒂芬是卡勒伯想像出來幫助他的朋友，因為他有自閉症。小朋友都能理解！顯然卡勒伯是利用這位幻想的朋友做為情緒控管的方法，幫助他在難熬的時刻安然度過。

「我們應不應該阻止？」老師問。我告訴她，只要不至於讓他脫離現實，這倒也不失為一個好方法。到了卡勒伯交了新朋友，變得愈來愈自在時，他就愈來愈少提到史蒂芬，最後就再也沒提起他了。

有些措施是利用口語。許多有自閉症的人會出現「鸚鵡式仿說」（**echolalia**），是指立即或過一段時間之後重覆別人的話語（詳見第二章），這也經常被歸類為自閉症行為及無意義的話語。但是重覆話語對自閉症人士是有不少好處的，包括安定情緒。一個小男孩可能會不停地問：

「下午可以去游泳嗎？」你可以說他喋喋不休，然後制止他繼續下去。或者我們也可以探討：「為什麼他非得這樣做？這樣做對他有什麼好處？」或許他需要讓事情在他的預期之內，所以，不斷地詢問透露出兩件事，一是他感到不自在，二是他採用這個措施來獲得訊息，讓他知道接下來要做什麼，這可以減輕他的焦慮和不確定感。

有些自閉症人士不只是自己不斷地喃喃自語，還會主導對話，大量分享自己有興趣的主題（例如：地理或火車），而完全沒有顧慮到其他人的想法、感覺或興趣。這也可能是情緒失調的一種徵兆；一個不諳世故的人覺得不可預測的一般對話令人壓力沉重，因此不停地談論熟悉或熱愛的話題可以提供一種一切都在掌握之下的感覺。

我也常看到一些孩子更進一步地試圖掌控雙邊談話。有些會編好台詞給父母：「問我：『你要麥片還是香甜玉米片？』快點問我！」很多孩子已經知道答案但還是一直問：「你最喜歡的棒球隊是哪一隊？」「你的車子是什麼顏色？」「你住在哪裡？」如果我故意答錯，他們會立刻糾正我，那為什麼他們還要問？這樣做或許也是一種獲得掌控的途徑，在社交談話所帶來的焦慮之中，提高可預測性和相同性；同時，這也顯示出這個孩子想要與社會連結的渴望。

了解「行為」的重要性

一旦你了解情緒控管和失調在自閉症中所扮演的角色之後，就不難理解為什麼用「缺陷檢查表」來對付自閉症是無效的。這樣做反而會引起自閉症人士更大的焦慮，特別是這種方法的重點是要降低這些「缺陷」，然而這些正是幫助這個人的措施。這些方法將某些特徵和行為歸類為自閉症，然後再積極地予以「消滅」（這個詞是很多治療師愛用的）。他們不去深入探索隱藏在行為背後的真正動機，卻責怪孩子任性不聽話，而未能看出孩子正成功地運用適當的措施，儘管這些措施看起來可能不合常規。如果他們成功地剷除這些行為，這表示他們剝奪了此人的對抗措施。更好的方法是去找出這種行為的價值，然後在必要的時候，教導其他能夠安定情緒的措施。

不去徹底了解行為的目的而只求消除它，這樣做不僅沒有幫助，還代表不尊重這個人；更糟的是，這可能會讓自閉症人士的生活雪上加霜。

十一歲的露西就是一個活生生的例子，她念公立學校的老師，對不會說話的露西的評語是，有高度攻擊性，常常不由分說地衝去抓老師和治療師的臉和頸部。當我到該學區訪視，觀察她一整個上午後，我知道問題所在了。老師和治療師跟露西所做的活動，多半是配對練習，老師會要求她將畫面相同的卡片配對出來，或是老師要求指出某一張圖片。

露西會突然衝向老師的原因，我很快就推測出來了。在練習的過程中，助理突然改變模式，她不是讓露西看卡片，而是在一張卡片上寫下露西的名字，再跟其他卡片放在一起，排成一排，要求露西指出她的名字是哪一張。露西立刻衝向那位助理，要抓她的衣服抗議。為什麼呢？因為治療師在毫無預警之下，轉換模式，改變規則。一個高度焦慮的孩子是非常仰賴規律來認識這個世界，無怪乎毫無預警的轉變會讓她暴跳如雷。

為了驗證我的推論，當天下午，我看到露西和一位老師走在他們慣常走的走廊上，我建議老師改變路徑，換一條路走。結果露西突然暴怒，再次衝去抓住老師的頸子和衣服，就跟之前的反應一樣。

很顯然這個抓人的舉動並不是攻擊性行為，而是在極度困惑的時刻請求協助的表示。露西不是有意傷害人；她在原本熟悉的活動中感到不知所措，變得情緒失調，愈來愈焦慮，到了幾近恐慌的狀態。

成年人如何引發情緒失調

露西的經驗透露出，在許多兒童的生活中，成年人很可能是造成他們情緒失調的因素。當我主持專為自閉症父母和專家所舉辦的自閉症工作坊時，我常會問觀眾：「曾經是你的孩子或學生情緒崩潰的主要因素的人，請舉手。」台下傳出些許緊張的笑聲後，幾乎全部的人都舉起了手。我必須指出，我們都不是壞人，我們很多舉動可能是出自最大的善意，例如：要孩子再多待在吵鬧難忍的社交活動中五分鐘，或是再多做兩題數學。但結果慘不忍睹。

當然我們還是可以扮演重要的角色來幫助孩子適應。如果一個小孩子對聲音極度敏感，父母可以提供抑制噪音的耳機。通常就算你已經一再回答了，小孩子還是會持續不停地問同一個問題：「下午要去公園嗎？下午要去公園嗎？」父母可以不要直接回答，而是說：「我們把答案寫下來，記在日曆上，這樣我們就不會忘記了。」這不只正視孩子的擔憂，並在短時間內得以安撫她，也提供她一個範例，一種可以讓她在未來安定自己的措施。

通常我們能提供的最重要幫助，就是去正視並確認孩子的情緒失調，然而老師和其他人往往忽略了這個基本的評量。我到擔任顧問的一所學校的教室裡，去探視八歲的詹姆士，他那天狀況特別不好。詹姆士是一個瘦高、活潑，眼睛圓滾滾的貼心小男孩，但有時會突如其來地陷入不可控制的情緒失調狀態。他其中一個最喜歡的課程是體育課，那是讓他釋放精力、放鬆身體的機會。但就在那一天，體育館被借用來拍全班合照，自閉兒對於這種既定行程的改變會產生困惑且難以接受，所以不難想像詹姆士的反應是驚恐不安。老師答應要額外帶他去散步，但這並不能滿足他。

「可是我必須得去，」他告訴老師：「我必須去體育館運動。」

當我接到通知，從學校另一個教室趕過來時，詹姆士已經嚴重崩潰，老師不得不把他帶離開教室，進入一間小會議室，他躲在桌子底下，咆哮哭鬧，不肯出來。之前一位治療師建議老師不要予以理會，以免助長他的行為。但是我反而提供詹姆士他喜歡的懶骨頭椅子，還有一個有重量的動物布偶，青蛙，那是在他不穩定的時候需要抱著的物品。我把這兩樣東西從桌子底下推過去給蜷縮成胎兒姿勢的詹姆士。

「詹姆士，」我輕聲說：「我想你因為今天不能去體育館所以很生氣。」

「不能去體育館，」他重覆：「我必須運動。」

我慢慢地縮著身體進入桌子底下，偷偷靠近那個男孩，坐在他的身旁，我認同他的困惑和憤怒情緒，並說幾句鼓勵的話：「大家知道你不開心都覺得很難過。」

聽進了我的話，他慢慢地平靜下來，然後轉過頭來：「明天沒有照相？」他最後說：「明天去體育館？」

「對，」我說：「你明天可以去體育館。」

詹姆士自己慢慢地走出會議室，然後要求在走廊散步。老師說他這次恢復得比以前被放任不管時快多了。

詹姆士需要的不是被放任不管，他的反應清楚明白地告訴我們這點。他所仰賴的調整作息已經被破壞了，規則無預警地被修改，他的期待落空，他需要別人理解並重視他的感覺。

學校快放學的時候，一位學校員工在走廊上向我招手，然後帶著詹姆士來到我面前，詹姆士還抱著他的青蛙布偶：「貝瑞醫生，我只是想要跟你說再見，」詹姆士說：「還有我的青蛙也想跟你說再見。」這不是第一次一位貼心孩子的簡單舉動讓我濕了眼睛。

父母或老師單單只是積極或消極的不同、語氣的差異、活力充沛與否，或是可預測還是難捉摸，都會對自閉症人士造成極大的影響。如果一個陌生人，甚至是一位親戚，突如其來想要去擁抱一下自閉兒，孩子很可能會有防衛性的反應；但如果這個孩子已經理了解狀況了，就不會介意這樣的擁抱。有一次我的英國朋友羅絲．布萊波恩到美國來，我陪伴她去幾個演講的場合，並把她介紹給我的朋友。當人們與高采烈地迎向她說：「羅絲！我好開心能見到妳！」時，她總是會往後退，甚至退縮，身體僵硬，做出自我保衛的警戒姿勢。但如果人們離她稍遠一點，動作慢一點，語調平靜，羅絲就會表現得非常自在且充滿自信。

有時候提供最好的支持，意味著必須壓抑自己的本能反應。芭芭拉每天下午三點都會去學前班接她四歲大的兒子尼克。有一天，在去接兒子的途中，她的車子爆胎了，她等拖車來拖等了四十五分鐘，她已通知了學校，但她兒子非常執著於固定的行程表，所以她很擔心尼克的反應，他會不會驚慌失措？他會不會情緒崩潰？

在她不好容易抵達時，尼克坐在角落的一個坐墊上，身體晃動得很厲害，看起來失魂落魄、焦躁不堪。其他的孩子都已經被家人接走了，只剩下他一個人在等。芭芭拉自己也感到很焦慮，有個衝動想飛奔過去讓尼克安心，但她選擇慢慢走過去，平靜地坐在他旁邊。「尼克，寶貝，媽咪來了。」她用從容不迫的輕柔語調說：「一切都很好。」過了一陣子，尼克終於抬頭看著她，不再搖晃身體，重覆她的話：「媽咪來了，媽咪來了，媽咪來了。」他站起來，牽著她的手，安靜地帶著她走到門口。芭芭拉很清楚，為了幫助尼克恢復，她必須先穩定自己的情緒。

她克制衝動的那一刻說明了一個重要的觀念：對待自閉症人士不是去改變他們對我們的反應，而是必須謹慎處理我們對他們的反應。

傾聽的力量以及建立信任感

我從和傑西的經驗中學習到更多這方面的課題：八歲大的傑西在前一所學校被認為行為有問題。當他來到新學校，也就是我擔任顧問的學校，我們做了很多努力來幫助他。我的方針是在任何可能的情況下，都以團隊合作的方式努力，而非以什麼都懂的專家自居。父母、教師、治療師、行政人員和其他人共同合作，一起協助孩子生活，必能找出最理想的方案。在傑西一來到新學校，新的學校團隊立刻在很短的時間內成軍，幾乎所有成員都認同傑西不具有攻擊性，他只是呈現出防衛性、害怕和困惑。

「我們必須建立信任感。」我告訴團隊。由於傑西不會說話，而前一所學校對他進行的主要是服從的訓練，而不是社交溝通的教育，因此，他缺乏有效的溝通能力。他對如何使用自己的時間沒有掌控權，甚至也不了解接下來要做什麼，因為他的老師沒有將課程表寫下來讓他看，所以孩子都沒有心理準備。由於他的老師和治療師都把重心放在讓他聽話，於是他必須奮力表達自己及求生。

他會定期地情緒失調，也沒有辦法分享他的感覺或是他的需要（除了要別人滾開）。

新的學校團隊立刻把重心放在提供他溝通的工具、使用印有圖像和照片的卡片，並永遠提供他選擇權讓他感覺到某種程度的自主和自尊。我們也會給他一張課程表，讓他可以預先知道接下來是什麼活動。我們了解他對感官刺激的反應非常敏感，所以我們安排了一位職能治療師為他設計了各種感官體驗，幫助他安定身體。例如，在教室裡的一個安靜區域放了一張搖椅，他每天早上都可以坐在搖椅上，讓職能治療師用乳液幫他按摩手部，然後再按摩額頭，他可以感覺到深層放鬆。我曾開玩笑說這間教室應該叫做「傑西按摩室」。

幾個星期後，我們團隊製造了一本溝通本，裡面有各種傑西的照片和圖案，讓他可以從中指出他想要的東西或想做的事。（當時還沒有iPad。）本子包含了可以幫助他安定的活動，例如在體育館跑步、頭部按壓、按摩以及聽音樂。治療師讓他選擇要按摩手還是手臂，並且還教他自己按摩。以前傑西由於焦慮和害怕，總是趕跑所有靠近他的人，而現在能夠溝通了，他可以自在地跟同學和老師互動很長一段時間。他每天有部分的時間，會在一位助理的協助下到正規班級上課，就在他來到新學校的短短幾個月內，他的老師報告好消息：傑西在新學校第一次露出大大的笑容。傑西在他的人生中，第一次每天高高興興地上學去。

我們跟前一所學校的差別在哪裡？前一所學校的老師把重點放在讓傑西服從，遵照他們的活動設計，而不是傾聽他的想法，不是放在溝通。現在我們的重點放在強化溝通，以及找出能保持情緒平穩的方法。他的新團隊帶給他一種能掌控自己生命的感覺，雖非無限制的全面掌控，但至少是在可預期的範圍內有所選擇。他們教他一些可獨立去做的事，讓他有掌控感並且保持情緒穩定。讓他明白他們是來協助他，而不是來控制他。

當然，他並不是從此就一帆風順了，不過漸漸地，傑西能夠敞開自己，在班上和與人相處上都能更自在，對自己也更有自信。進入中學後，傑西持續在進步，還負責兩項工作：他和另一位同學一起收集全班的回收紙；他還負責遞送信件到各班級。雖然傑西的閱讀能力不太好，但教職員工為他建立了一套顏色識別系統，以利他將信件分類；在這個過程中，他有機會可以跟成年人及同儕互動。透過一種語音合成器的輔助，傑西每天在遞送信件和包裹時，可以跟老師進行簡單的對話。

沒有發脾氣，沒有打人，沒有反抗；有的是基於信任的笑容。

那位以前經常受到驚嚇、全身傷痕累累的孤單男孩，現在則是學校福利社的小員工，幫忙賣零食和飲料，還會收錢、找錢。中學畢業後，他還和一位朋友一起參加畢業舞會。後來，上了高中，這位過去如此暴躁、乖僻，讓教職員工避之唯恐不及的青少年，如今擔任化學老師的小助手，他非常擅長將燒杯和試管整整齊齊地擺列在架子上（有一位幫手充當他的視覺嚮導），讓老師讚不絕口，說實驗室從來沒有這麼整齊過。

在傑西十歲時我們開了一個團隊會議，當中某個場景我還歷歷在目。當時傑西已經轉學兩年了，前一所學校對待傑西的態度讓他的母親悲憤不已，而現在她淚流滿面地環顧在座的治療師、老師和教職員工。

「你們救了我兒子的命。」她對在座的人說。

如果我們真的救了他，那絕不是透過什麼偉大的方法或了不起的洞見，而是由於我們不是一味地想改變傑西，我們是去傾聽、觀察、去問為什麼，然後從這些發現中去改變我們的方法。我們找出讓他情緒失調的原因，然後我們提供他工具，幫助他去對付，讓他多少可以掌握自己的生命。

如果這樣的方式可以幫助到傑西，那一定也可以幫助其他的孩子。

2 傾聽

大衛教會我傾聽。

大衛是個活力充沛又樂天的四歲小男孩，就像一顆彈珠一樣滾來滾去的，似乎永遠沒有停下來的一刻。當時我才剛踏入這一行，我在他的學前班觀察他，我發現大衛雖然可以用口語表達，但他幾乎說出來的話都是仿說的形式。他不是用典型的口語來說話，他的溝通方式自成一格：他若不是模仿剛剛所聽到的話，就是會說出似乎與當下完全無關或甚至無厘頭的話語。有時他在聽到別人說的話之後會立即模仿，但有時會在幾個小時後、幾天後或幾個月之後才說出。

大衛非常著迷於觸感，他特別喜歡我的毛衣。有一天我在跟他輪流拼拼圖，我發現他心不在焉，然後開始旁若無人地拔我毛衣手臂上的毛球，接著再拔正面的毛球，他把每一顆毛球拿到眼前仔細端詳，並用大拇指和食指搓揉。我沒有阻止他，反而決定善加利用他這個興趣。

「看到了嗎，大衛？」我說：「那是一團絨毛。」

「那是一團絨毛，絨毛，絨毛。」他重覆。

他開心地搓揉小毛球，同時又念出詞句取樂，似乎很享受話語從口中發出的感覺：「那是一團絨毛，絨毛，絨毛！那是一團絨毛！」

很明顯大衛對這種觸感和聲音的組合感到十分開心，所以我看出這是一個吸引他注意力的辦法。第二天我帶了一碗棉球來，令他痴迷不已。我把棉球放在教室各個角落，並設計了一個遊戲，請大衛聽從我的指示去尋找棉球（例如：在椅子上，或在動物玩偶下方）。顯然某些材質的觸感能吸引他的注意，使他更能專注在當下並熱切地跟我建立連結。若是強迫他進行活動，可能會激起他的抗拒，但是順著他的興趣和精力，我發現大衛可以被引發動機，甚至會積極找出他自己的溝通方式。

有一天我們讓孩子用顏料來創作藝術品，但我們不是用水彩筆，而是用一塊塊的海綿。後來大衛在教室地上發現切過的海綿碎片，就像看到棉球一樣，他也開始一塊塊地撿拾起來，在兩根手指之間搓揉，享受那個觸感，同時仔細端詳。

「那是一塊海綿。」我說。

「那是一塊海綿，」他重覆。「那是一塊海綿，海綿，海綿！」

再一次地，我看到從質料的觸感和他自己口中發出的聲音之組合所帶給他的喜悅。當他雙手緊緊捧著海綿塊，一邊還注視著地上的海綿時，開始踮著腳尖滿屋子跳舞。「那是一塊海綿，海綿，海綿，海綿！」他不停地說。「那是一塊海綿！」

真正的啟示來自第二天。當時教室已經清理乾淨了，藝術作品已經移走，遺留下來的屑屑殘渣全都用吸塵器吸得一乾二淨。但當大衛進到教室時，他來到前一天發現海綿塊的地方，他又跳起昨天的舞，目光轉向我說：「那是一塊海綿，海綿，海綿，海綿！那是一塊海綿！」。

設想一下：如果當天剛好有位訪客到教室來觀察孩子，假設這個人看到了這個小男孩走進教室，活力充沛，然後跳了一段舞，嘴裡還咕噥地提到海綿。這位訪客可能會立刻認定這是荒謬的行為，或者是愚蠢，或是毫無意義。這位訪客或許還會質疑大衛是否能掌握現實或虛幻，或至少會質疑他對「海綿」這個詞的理解。

但如果你前一天也在教室，如果你也像我一樣跟大衛談過話，如果你知道他對新材質的熱愛，那麼你就能完全明白他的行為：這個小男孩是在重述前一天的經驗，而且不單單只是描述事實經過而已（藝術作品所使用的材料），而是更重要的，他自己對這個經驗的興奮感受。

他在敘述一個故事。

重新定義鸚鵡式仿說

任何跟有口語能力的自閉症人士相處過的人，應該都熟悉這種幾乎永無止盡地重覆詞語或整個句子的傾向。確實，鸚鵡式仿說是自閉症的顯著特徵；就一個會講話的小孩而言，若不是用自己的語言來回答或說話，而是借用別人的話來回應時，通常這是父母發覺這個孩子似乎有點異常的第一個特徵。

母親：寶貝，想不想出去外面玩？

女兒：想不想出去外面玩？

那種初期的交流有很多種形式：孩子重覆她看過的影片片段、地鐵的廣播、老師的問候，或甚至是父母在家吵架的片段等等，都可能成為孩子重覆的話語。孩子在極其興奮、痛苦、焦慮或喜悅的當下所聽到的話語，似乎有了自己的生命，成為仿說的來源，孩子似乎在重現當下情境並再度體驗當下所伴隨的情緒。

曾經有一位同事請我去一所小學為一位有自閉症的五年級生做診斷，

她叫做艾麗莎。當我抵達教室時，老師示意我進來找位子坐下。但當我靠近艾麗莎的時候，她突然露出擔憂的神情，並說了三個字：「被刺傷！」

我不確定有沒有聽錯。刺傷？不過我依然展現最友善的一面和最溫和的態度坐在她附近，但只聽到她一直重覆這句話：「被刺傷！被刺傷！」同時用眼角餘光偷看我。

我注意觀察她的手，看她有沒有受傷，但老師開口了。「別擔心，」她告訴那個女孩。「貝瑞是好人，他今天只是來參觀的。」

艾麗莎一字不漏地重覆：「「貝瑞是好人，他今天只是來參觀的。」」這樣做讓她安定下來，但卻讓我更加納悶艾麗莎感受到什麼樣的感覺，她想到了什麼事所以才說出「被刺傷！」？她的意思是什麼？這句話跟我有關嗎？或者只是毫無關聯的話語？還有為什麼老師這樣回答？

之後我去問老師，她說兩年前艾麗莎有一次在操場上被碎片刺傷，非常痛，從此之後，只要她覺得焦慮或恐懼時就會說：「被刺傷！」

正如艾麗莎的老師了解她的意思，以及我明白海綿帶給大衛的歡樂一樣，父母及孩子身邊的其他人通常都能理解孩子在說什麼，也知道為什麼。「喔，那是他去年看的《海綿寶寶》裡面的一句台詞。」或者「這是上個月學校進行防火演習時，他聽到老師說的話。」或是「這是上個月我在幫他洗澡時對他說過的話。」或是「那是《價格猜猜猜》那個估價節目的主持人所說的話。」

然而同樣這些父母，在聽到某些「專家」戴上病理學的眼鏡來談論仿說（認為仿說只是另一種「自閉症行為」，是一種阻礙孩子的適應能力以及表現「正常」的毛病）時，卻又變得憂心忡忡。

這是錯誤的認知。

雖然乍看之下彷彿是如此，而且許多父母擔心這樣無止盡地重覆別人的話，會阻礙孩子與其他小孩建立連結、發展人際關係，以及在學校學習的能力；似乎這樣會讓孩子孤立，被認為是跟人家不一樣的古怪孩子。

有些專家也強化這種觀念，他們把這種溝通視為「胡言亂語」或「錄影帶對話」（由於很多詞句都是從錄影帶和 DVD 來的），並且傳授父母一些制止孩子的辦法。在我剛進入這一行的時期，學者專家很普遍用嚴厲和負面的方法來讓孩子停止這種說話模式。當一個孩子在「胡言亂語」時，治療師會用很吵、令孩子很討厭的噪音來回應，例如，在孩子面前拍手，就像你要制止狗狗在屋子裡吠叫的方式一樣。我曾去拜訪過一所學校，為了處罰孩子這種「不好」的行為，那裡的老師會擠檸檬汁在孩子的嘴裡，以提醒孩子用正確的方式說話或回到原本的主題。比較新一點的方法就沒那麼嚴厲和可怕了，有些是採用不理睬的方法，亦即所謂的「刻意忽視」（**planned ignoring**）；有些學者專家教導家長對著孩子比出食指，並堅定地命令：「安靜！」或是「不要說話！」或是「不要胡言亂語！」所有這些方法都有一個共通目標：就是阻止這種說話方式。

我一直覺得這樣做是錯的，我認為學者專家誤解了仿說，而且他們所指示的對治方法不僅是錯誤的方式，而且甚至會造成傷害。這些「專家們」在努力讓孩子變得更「正常」的同時，其實是無視孩子合理的溝通嘗試，而且更糟的是，他們破壞了孩子學習溝通以及與世界連結的過程。

我如何開始去了解仿說

我在拿到語言治療學的學位之後不久，就在一個我心目中的夢幻工作任職。部分基於我臨床研究訓練的需要，我得以在水牛城兒童醫院的自閉症中心（Buffalo Children's Hospital Autism Program）服務。（有時候人們聽到竟然在一九七五年就有這樣的中心存在，都覺得不可思議，但我可以證明它的確存在並且品質優良。）當年我在一個有五個小男孩的班級擔任語言治療師，他們全都有自閉症；同時，我也負責主持一個前導研究，從這些男孩子身上觀察，去了解仿說在他們的溝通和語言發展上所扮演的角色。

我想要研究仿說的一個原因是，許多針對自閉兒的評論都不是來自語言治療或兒童發展的專家學者，事實上他們是行為治療師，專門減少不好的行為並增加良好行為的專家。他們大多數都將仿說歸為「不好」的行為，而沒有去深入了解；套用羅絲．布萊波恩的用語，他們沒有去問「為什麼」。

我懷疑這種說話方式不單單只是無意義或是固執行為那麼簡單。我的觀察，加上我在心理語言學和語言治療學上所受的訓練告訴我，仿說比「毫無意義的鸚鵡學舌」還要複雜得多，會用這種說話方式有其目的，而我想來驗證這個理論。

在當時，關於仿說的有限研究總是在比較人為、虛假的實驗室情境下所進行，而我的研究則是社交語用研究，也就是說，我所研究的是孩子在日常生活的實際情境下所使用的語言。我觀察這些小男孩在教室裡的狀況，我觀察他們在家裡的狀況，我拍攝他們在操場跟同儕和手足互動的情形。簡而言之，我在他們的生活中去觀察及傾聽他們。

那是我第一次跟那麼多有仿說現象的孩子在一起，而當我愈來愈了解他們的時候，我發現那些仿說沒有一句是無意義的話語。這些小男孩是在溝通，而且使用仿說還有別的目的。在跟他們的父母談論過後，我發現他們的父母也如此認為。

我最早是在大衛身上發現的，大衛就是那位因海綿塊雀躍不已的小男孩。每次只要有老師或助理帶著不悅的表情對大衛說「不行！」時，他就會有同樣的反應。他會在教室跳來跳去，並帶著強烈負面情緒的語調重覆說：「不可以甩門，不可以尿在牆上。」

這幾個字道盡所有故事。他說這些話不是在命令別人，也不是隨口而出或胡言亂語（雖然老實說，大人聽了都覺得很有趣）。大衛以前被責罵過，而這就是他表示接收到當下社交意義的方法：「不可以甩門，不可以尿在牆上。」這表示他知道自己被責罵了。他所做的事就等同於甩門和尿尿，也就是不應該在教室裡做的事，而他用自己的方式來表明：「我知道了。」

我發現，仿說也可能在傳達重要的訊息和情緒。有一天下午，班上的另一位男孩傑夫似乎比平常更沒精神，但由於他未能直接溝通，所以我們也都不知道原因。後來他開始走向教室裡好幾個大人，貼近他們的臉，發出我們從沒聽過的聲音：「說⋯阿！說⋯阿！」他會一邊張大嘴巴，拉長下巴發出一聲長長的「阿」。

這個行為模式持續了整個下午，沿著教室走來走去，然後再走回來，眼神接觸某個大人，然後重覆這兩個音：「說⋯阿！說⋯阿！」我第一個想法是他在試著發音，在感受不同的聲音從嘴巴發出去的感覺。但我絞盡腦汁都猜不出他想說的是什麼，儘管從他靠近人、他的表情和他的持續不斷，都可以清楚看出他想要溝通什麼事，他在期待別人給他一個回應。

等到第二天早上傑夫繼續發出「說⋯阿！」的聲音時，老師立刻打電話向他母親詢問。他母親想都不用想就回答：「喔，」她說：「我們覺得他可能感冒了。」

我們等她繼續說。「所以呢？」

「每當我覺得他感冒時，我會叫他張開嘴巴說『阿』。」

原來如此，傑夫是想告訴我們他不舒服，他感冒了，或可能喉嚨痛。在他目前的發展階段，他無法用語言來解釋，所以就表演給我們看，重現他母親在家對他說的：「說『阿！』」

要是不了解背景，這句話就毫無意義，只是小孩子在亂發音而已。但我們繼續探究「為什麼」，仔細傾聽及探查，我們就能完全明白傑夫的意思了。

那一年我傾聽了不少。在獲得教育部的身心障礙教育局的同意後，我錄下了二十五捲孩子日常活動的影片：包括在學校裡玩耍的時候、午餐的時候，以及單獨治療和團體治療的時候，還有在家裡跟兄弟姐妹和父母相處的時候；為期一年之久。我用好幾個月的時間來分析這些影片，找出一千零九個明顯的仿說，並加以分類（就像優秀的學者那樣），分出七大功能。我區分出「立即性仿說（immediateecholalia）」（小孩子當場重覆字詞或話語）以及「延宕性仿說（delayed echolalia; scripting）」（在幾個小時、幾天，甚至幾個月或幾年之後才重覆一段字詞或話語）。在這項研究中我的重點放在立即性仿說，但之後我和我一位學生 Patrick Rydell 合作研究延宕性仿說，最後我們獲致類似的結論。

結論是：這些小男孩用各式各樣的方法在溝通。他們仿說有時候是在確認他們明白了；有時候是在輪流，就像一般人對話那樣；有時候他們重覆一些話語是在預演等一下準備要說的話；有時候他們重覆某些聲音是因為那些聲音可以讓他們平靜，就跟念經的意思一樣；他們在進行一些程序步驟或是在某種狀況中，有時會自言自語地說出理由，其實是為了讓他們自己安心。

換句話說，他們使用語言的目的跟我們大家都一樣。我們必須去傾聽、觀察，並注意。

溝通的另類方法

這些年來，自閉兒的仿說我聽得愈多，就愈有能力去辨識及了解他們的意思。會不會有毫無目的的仿說，也就是我們無法解出其意義或目的的仿說？當然有，但大部分的時候，只要仔細的傾聽加上一點偵探的技巧，很容易就可以看出孩子是在溝通，只是以他自己獨特的方式在溝通。我的研究證實如此，還有其他研究人員也得出類似的結果。受到我的研究所啟發，瑪姬．白蘭克（Marge Blanc）在她的著作：《Natural Language Acquisition on the Autism Spectrum: The Journey fromEcholalia to Self-Generated Language》之中，也提到這個議題和研究。

舉例來說，艾登是一位很可愛的三歲小男孩，他的語言能力發展得不如預期，但他很擅長學會一整串語言。一般小孩子學習字彙是一次一個詞地學（媽咪、爹地、寶寶），然後再學會簡短的句子（「媽咪抱抱」、「爹地吃餅乾」）。但是艾登經常一口氣說出一整句，有時候句型結構還相當複雜，令他的父母非常驚訝。他在四歲的時候跟人打招呼不是說「嗨」或「哈囉」，而是他最喜歡的電影裡的一句台詞。他會把頭歪一邊，瞇著閃爍的眼睛問道：「你是好女巫還是壞女巫？」

顯然那是《綠野仙蹤》（*The Wizard of Oz*）電影裡，北國魔女葛琳達跟桃樂絲碰面時所說的話。那是非常戲劇性的一刻，桃樂絲一到達奧茲國時，突然一顆小光球出現了，慢慢地愈來愈靠近，光球也變得愈來愈大，然後一瞬間突然爆開來，葛琳達現身了，身穿仙女袍，手執魔法棒，她靠近桃樂絲，然後說出這句經典台詞：「你是好女巫還是壞女巫？」

一個人向另一個人打招呼時，還有什麼比這句話更有力？這個男孩並不是在說什麼火星文，他是捕捉到一個人與另一個人相遇的精髓。（後來他的老師和治療師教他使用更口語化的「嗨，我叫艾登」來打招呼。他的母親雖然很感激，但也很懷念她兒子以前那個獨特的招呼方式。）

有時候孩子在進行某個過程時（有時候是最無趣的過程），會用仿說來旁白。伯尼就是這樣；他是個精力旺盛的孩子，他的溝通方式有大部分包括了熱情地重覆他從別人那裡聽來的話，包括他的母親。他有種不可思議的能力可以模仿別人的語調。幾十年前，當我在他的學前班工作時，有時會跟他一起去男廁，有一次，我突然聽到他的聲音從小便斗隔間傳出來，語調就跟他的母親一模一樣：「上完了，孩子！去擦屁屁！」

通常孩子使用重覆的話語來告訴我們他們的想法，但是幾乎都很難令人立刻察覺。凱爾是個自閉兒，有一次他的父親邀請我跟他們兩人一起乘坐帆船，航行於羅德島的納拉甘西特灣（Narragansett Bay）。在迷人的午後，我們把船停靠在一個小灣，小男孩開始在甲板上跑來跑去，還急切地靠在船緣向水中窺探。

「沒有狗！狗會咬人！」他愈來愈急切，不停地說著，並轉向他的爸爸。「沒有狗！狗會咬人！」

沒有狗？我們在水面上，附近也沒有其他船隻靠近，所以沒有人，也沒有動物，只有風和浪。他到底是在指什麼？他的父親完全明白他的意思。「他在問能不能去游泳。」

我請他父親解釋，他告訴我凱爾怕狗，當他對他的安全感到焦慮時，他就會這樣表達：「沒有狗！狗會咬人！」現在他想去淺灣游泳，但他不確定那裡安不安全，所以他在問。這句話傳達了三件事：他表達他的恐懼、請求爸爸的許可，以及確定那裡安全。當他父親回答：「沒問題，很安全！沒有狗！」時，凱爾就開開心心地跳入水中。

每個家庭都有一種語言

諸如此類的故事讓我們了解，仿說所提供的不只是有關語言和溝通發展的課題，還包括撫養小孩。很多父母都把醫生或治療師當成專家，請他們解釋他們的小孩。經過一段時間下來，我漸漸地了解，了解自閉症最好的方法，就在家庭之中。父母幾乎永遠比任何人更了解自己的小孩，而從這麼多年來無數的經驗得知，每個家庭都發展出自己的一套語言：自己熟悉的句子、自己的詞彙、自己的縮寫。換句話說，每個家庭都發展出自己一套互相溝通、了解和支持的文化。

每個家庭都有自己的原生文化，外人往往無法理解。因此，不是父母仰賴諸如專家等外人來釐清事實；而應該是專家來仰賴內部人士（父母、孩子及其他家庭成員）獲得資訊。當父母請我去解釋他們孩子重覆話語的習慣（或任何令人困惑的行為模式）時，我第一個回應一定是反問他們：「那你的看法是什麼呢？」通常他們都能告訴我答案，或至少能根據實際狀況做出猜測，而無論如何，他們通常都能提供我沒有發覺的重要資訊，而他們對孩子的專業意見最後都可以獲得證實。

為了要做一個研究，我寄給自閉兒的父母一些有關仿說經驗的問卷；他們的孩子幾乎每一個都有仿說的經驗，而父母也都有自已的解釋：「有時候他這樣做是要記在腦海裡，幫助他更了解。」「有時她這樣做是為了要求某件事。」「那是當他不明白時的回應。」「他用仿說來表示『是的』。」幾乎所有父母都能明白孩子這種不尋常的表達。

仿說是一種學習策略

事實上對很多自閉兒而言，仿說還有更重要的功能：它是習得語言的一個途徑。用最簡單的方式來說，仿說是這樣運作的：自閉兒有溝通上的困難，但他們通常都有很強的記憶力，所以他們學習語言的方法是藉由聽到，然後覆述出來，可能是立即也可能是延遲一段時間之後。隨著孩子在社交上、認知上和語言上都持續成長的過程中，她慢慢了解語言的規則；但也有部分原因是透過仿說，拆解記憶中一長串的語言，因而掌握了語言的規則。

當然這並不代表仿說就可以讓人很容易忍受。我總是告訴父母，雖然仿說是功能性的語言，而且也對他們孩子的發展溝通很重要，但並不表示仿說不會有把他們逼瘋的時候！你的女兒重覆《玩具總動員2》裡的台詞說了五十遍，你的頭可能快要爆炸了吧；你的兒子說了一百遍：「不可以甩門，不可以尿在牆上。」你自己可能都想甩門了。但務必記得兩件事：

第一，了解這種溝通對孩子是有用的；第二，它代表一種不斷變化的發展過程。隨著時間演進，當孩子的創造性語言系統發展起來時，模仿很可能就會減少，雖然進步的幅度和時間因人而異。

父母和其他人可以透過各種方式，幫助孩子學會使用更創造性的語言，來取代模仿，包括簡化他們對孩子使用的語言、將一大串的仿說分解成短句和字詞、增加手勢，以及採用視覺輔助和文字。舉例來說，父親可能會告訴女兒：「請到冰箱去拿牛奶和餅乾。」孩子可能會用直接重覆完整句子或部分句子來做為回應，而不是真正的回答。然後父親可以把這個複雜的句子簡化成幾個小段：「到冰箱（同時指著冰箱），拿牛奶，打開櫥櫃，拿餅乾。」

另一個方法是採用照片、圖片或文字，而不是僅僅侷限於口說的語言。這可以幫助孩子更容易快速了解，而不需要透過仿說的方式來讓自己了解。

對某些孩子而言，讓他們寫出或打出他們想說的話是很有幫助的。這樣做可以改善他們建構語言的能力，而不是只是依靠記憶一大串語言。大部分的自閉症人士，比起單純用聽和說的方式來溝通，都更擅長使用視覺化的方法來表達及了解語言。了解仿說的意圖和作用固然重要，但幫助孩子建構更具創造性的語言和更傳統的溝通方式，也是同樣重要的。

很多小時候一直使用仿說的小孩，長大之後就愈來愈少使用了，但當他們面臨艱困的環境或情緒失調的時刻時，往往又開始仿說。以利亞是一位熱愛百老匯音樂劇的中學生，尤其是《獅子王》。雖然以利亞在學校學習上有很大的困難，特別是需要對抽象語言高度理解的學科，他中學時念的是一般公立學校，希望能置身在典型的社交環境中，以便獲得更有效的學習，除了對比較難的學科感到焦慮慌亂以外，大部分的時候他都能如魚得水。當他的焦慮升高時，以利亞會在上歷史課的時候站起來引吭高歌，大聲唱著《獅子王》的主題曲《生生不息》（Circle of Life），先唱英文版，再唱德文版（那是他自己從網路上的影片學會的）。

他學校（也就是我擔任顧問的學校）的老師很樂意讚賞以利亞的創造

精神，但一位學生突然在歷史課上表演才藝，還是會造成干擾。所以我問以利亞為什麼會在課堂上唱起歌來，他的解釋是：老師講話太快了，他跟不上，所以很難專心，而唱歌就是以利亞讓自己情緒平穩的方法。唱歌只是另一種形式的仿說，也就是專家所謂的「延宕性仿說」（scripting）。他不是古怪，也不是在做什麼莫名其妙的行為，他是在模仿，就像有些人在覺得無聊或壓力大的時候，會在腦海中播放喜愛的歌曲一樣（只是他們不會在大庭廣眾之下表現出來）。

在和他的老師、父母和學校其他人的合作之下，我幫他想出了一個比較不會干擾別人的方法來讓他平靜。以利亞除了喜歡《獅子王》的歌曲，還喜歡畫裡面的角色，所以我們建議他帶一本素描本到學校來，後來又建議他帶一個小白板和幾支麥克筆，好讓他在覺得焦慮時，可以安靜地畫畫，而不會干擾到其他人。

另一位同樣受惠於另類情緒釋放方式的青少年是賈斯汀，他是一位才華洋溢的藝術家。他在十一歲的時候，一家當地的小咖啡館同意為他辦一場藝術作品展，因此他花很多時間演練該如何迎接前來參觀的朋友和陌生人。到了開幕那天晚上，一開始他很得體地與一些賓客握手寒暄，但是隨著愈來愈多人到場時，賈斯汀漸漸覺得焦慮、不自在，於是，他不再用標準化的迎接方式，而是問對方：「你最喜歡哪個卡通人物？」（賈斯汀很喜歡動畫，他的畫作中有許多是動漫。）即使有些人他已經很熟了，但他還是忘了他準備好的歡迎詞，只顧著問他的問題，而且顯然對答案並沒有多大興趣。他每重覆問一句，聲音中的焦慮程度似乎降低了一些。賈斯汀重覆他熟悉的問句，就跟以利亞高唱《獅子王》主題曲一樣，兩人的仿說都能緩和焦慮。

為了幫他把這種不尋常的歡迎詞改為較合常規的表達，他的父母準備了一張小卡片，上面寫了在社交場合該說的話。這不完全是講稿，只是寫了一些關鍵詞彙，提醒他把注意力拉到對話上，而不是繼續問他最熟悉的問題。知道自己有寫下來的提示，就足以幫助他適應讓他焦慮不安的社交場合。

仿說還有發展上的效用。雖然單單只靠重覆記憶中的詞句，孩子不會完全掌握創造性語言的使用，但仿說是個起步。對許多這些孩子而言這是第一步，讓他們了解自己可以使用身體當做工具去生成語言，以便表達自己的想望、需要、觀察和感覺，而且藉由這個方法他們就可以跟其他人互動。

傾聽有助於溝通

這就是為什麼父母不帶批判地去傾聽孩子的這種溝通方式是多麼重要。已故的華倫．費（Warren Fay）博士是我早期的啟蒙恩師，當時他在現在的奧瑞岡健康與科學大學（Oregon Health & Science University）擔任語言治療師，他曾說過這樣的話：如果我們還無法完全明白仿說是怎麼一回事，難道我們不應該至少先別判定仿說是錯的嗎？

從孩子的角度來思考，儘管自閉症總是伴隨著神經系統方面的挑戰：

社交焦慮、過度敏感，以及通常有語言處理的困難，孩子依然迫切地想溝通。當這個孩子一開始嘗試溝通時，如果受到某些專家嚴厲地命令：「安靜！」或「不要說蠢話！」，這不但對孩子毫無助益，更會讓孩子不願再努力去溝通，也不願去辛苦發掘語言和溝通到底是怎麼回事；此外，喝斥這些溝通的努力，可能會引發孩子更大的壓力和困惑。所以無怪乎有些孩子會表現出逃避某些人，以及封閉和放棄。

我的建議很簡單：傾聽、觀察，然後問：「為什麼？」。

當父母、老師和專業照護人員這麼做（當他們特別注意孩子的字詞和手勢和語境）的時候，通常都能直覺地了解仿說是學習溝通的一個過程。我從一個名叫納米爾的小男孩身上看到這點，我是在這位著迷於迪士尼影片的小男孩兩歲半時初次見到他。

那是我所輔導的孩子中的共同主題。各式各樣的動畫影片對有泛自閉症的孩子來說，有種特殊的魔力，幾乎比其他任何事物還能抓住他們的注意。為什麼？很多孩子發現動畫人物（以及音樂）的可預測性和一致性可以安撫他們的情緒，跟日常生活裡真實人物的不可預測性完全相反。在動畫《怪獸電力公司》（*Monsters, Inc.*）或《馬達加斯加》（*Madagascar*）裡，角色的聲音、臉部表情和肢體語言都很誇張，讓這樣的孩子可以很容易辨識情緒。另外，善惡角色的清楚描繪也很吸引自閉症人士，因為覺得跟他們在真實生活中所遇到善惡不分的灰色地帶大不相同，而反覆觀看能產生精通熟稔的安定感覺。

許多父母擔心他們的孩子太沉迷於《獅子王》或《史瑞克》，怕會影響他們的發展，治療師或其他專家往往更加深他們的恐懼，警告他們重覆觀看這些影片可能會讓行為惡化，甚至強化了自閉症。父母經常問我，這些影片是否只是提供了更多「胡言亂語」的材料，更多無意義的詞句讓孩子去模仿。

納米爾和他的父母讓我學會了用更長遠的視角、更細膩入微的觀點來看待。三歲大的納米爾似乎沉迷於迪士尼影片中，他口中所出的話，有很多都來自他最愛的影片《彼得潘》裡的台詞。他沒有使用語言去跟別人互動，卻自言自語地重覆電影中的台詞，有時候彷佛遺忘了周遭真實的人。

其他人很可能會試圖阻止他，要求停止使用這種語言，強調這種「無意義的鸚鵡學舌」會妨礙他的進步。但是納米爾的父母會傾聽，並且加入他的行列。他們買了《彼得潘》的人形公仔，讓他演出想像中的場景，並和他一起互動。他們尊重他的興趣，支持他的投入，因此納米爾感到被尊重以及被傾聽。

隨著時間進展，他的遊戲也進化了，他愈來愈了解自已在說什麼了。他依然使用《彼得潘》裡面的台詞，但他學會了在恰當的場合使用這些台詞。就像使用《綠野仙蹤》裡的台詞來向人問候的艾登一樣，納米爾開始整合盤旋在腦中的台詞，將這些台詞做為與其他人交流的一種方式。

隨著他學會更有創造性地使用語言，他則更慎重地在恰當的時機使用「迪士尼台詞」。例如，當他希望某人離開時，他會說：「小叮噹仙子，我在此永遠驅逐妳！」由於納米爾的父母鼓勵他這種努力溝通的獨特方式，顯著地幫助了他的發展。就在念學前班和小學的期間，他從一個彷佛迷失在隨意仿說的世界中獨自玩耍的小男孩，轉變成一個能與人互動的社會化小男孩❶。

有一次，他的四年級老師指定小朋友選一位著名的美國人來做研究報告，納米爾選擇華特．迪士尼（Walt Disney）。當他做出了一份可愛的報告時，他的父母又有一個機會來慶賀兒子，同時也慶賀他們擁有對孩子抱有信心的價值觀。

註解：

❶榮恩．蘇斯金（Ron Suskind）在《消失的男孩》（*Life, Animated*）一書中，真實記錄了他兒子類似的語言發展過程。

3 熱情

有時候，簡單的一句話很可能會永遠改變你的看法。

我曾邀請已故的克拉拉．克萊本．帕克（Clara Claiborne Park）到我協助主持的年度自閉症募款餐會演講。克拉拉是威廉士學院（Williams College）的英文教授，也是天才自閉症畫家潔西．帕克（Jessy Park）的母親。克拉拉和她的丈夫大衛都是自閉症世界的先驅，在一九六〇年代，他們參與創辦了全國自閉症兒童協會（National Society for Autistic Children）；而在一九六七年，她出版了第一本父母撫養自閉症兒童的真實記錄暢銷書：《圍城》（The Siege）。我有幸在職業生涯的初期認識了克拉拉和大衛，並很高興有機會可以跟他們相處。

潔西呈現出許多自閉症的典型特徵：她有社交困難、無法用語言自我表達、若有人未事先警告就碰觸她，她會退縮。多年來，潔西的父母欣賞並支持她摯愛的興趣，這些興趣很多都變成了她色彩繽紛的生動畫作的主題：建築、質數、雲、里程表、石英電熱管、星座、街燈、自動提款機等等。

將近八十歲的克拉拉在演講結束後，接受觀眾的提問。「我對妳女兒的執迷很好奇，」有人說：「妳如何處理她這個問題？」

「執迷，」克拉拉重覆，思索了一下。「呃，我們一直認為那叫熱情。」對於女兒受到那麼多事物的吸引，而且不管那些興趣有多麼不尋常，克拉拉和大衛都用非常正面的心態來看待。克拉拉解釋，如果有什麼東西真的吸引了潔西的注意，她和大衛會想辦法引導，讓潔西的興趣能夠對她自己有益。

這沒有想像中那麼簡單，因為潔西的喜好太難以捉摸了。有一段時間潔西沉迷於石英管電暖器，她很佩服這個設計；她將這個產品的所有樣式和品牌分門別類，還會仔細研究內部零件。這個熱情後來轉移到另一個目標：搖滾樂團的標誌。她會查看所有唱片封面和雜誌上的照片，仔細檢查字體和圖樣。後來她開始將石英電熱管和搖滾樂團標誌結合在一起，變成她的畫作，這些畫作有很多都被收藏在博物館裡，並成為畫展的主題。克拉拉並沒有讓女兒放棄她的興趣，反而尊重她的女兒，相信潔西之所以執迷必有她自己的道理。

自閉兒常會產生各式各樣的熱情，會對一些事物傻傻地叨念個不停或是一直痴迷，像是摩天大樓、動物、地理、特定類型的音樂、日出和日落，或是高速公路的出口等。或許專注在某一個主題會帶給孩子一種得以控制的感覺，讓他們在這個不可預測且令人恐懼的世界中，獲得一種可預測和安全的感覺。

建立熱情

然而，有些父母和專家還是把這種興趣視為自閉症的另一種不好的症狀，會讓孩子更難適應。他們在直覺上往往是去阻止孩子，去分散他的注意力，建議其他更符合社會傳統的興趣。但阻擋一個熱情，很可能就壞了自閉症兒童幫助自己安定情緒的大事，甚至更糟的是，消除了一個興趣和喜悅的來源。比較有幫助的方法是如同潔西．帕克的父母所做的，利用熱情來擴展孩子的視野並改善他的生活。

四年級的艾迪就是一個很好的例子，他對正規班閱讀課老師所指定的故事書沒什麼興趣，但他不像是有閱讀困難或是那種逃避學校功課的人，他是覺得這個題材太抽象，而且那些故事跟他的生活經驗完全扯不上關係。

我以學區顧問的身份，和他那位天資聰慧的特教老師凱特會談時，我建議我們想辦法找到一個可以吸引他回到學校功課的誘餌，我們一定能夠發現某件可以激起他閱讀和寫作動機的事物。艾迪會對什麼東西有興趣？凱特注意到一件事：艾迪喜歡在學校停車場仔細觀察車子的車牌，然後能夠在看到車子的時候就背出車牌號碼。

若是粗心大意或是不夠聰敏的人應該不會想到，像車牌號碼這麼平凡無奇的興趣可能會變成天賜良機。我建議凱特多去注意這項興趣，或許可以啟發我們找到吸引艾迪的方法。

我在一個月之後又回到學校時，凱特很興奮地展示給我看艾迪最近剛完成的一項作業。在凱特的幫忙下，艾迪進行了一項作業活動，他去拍下停車場裡每一輛車子和車牌，然後在老師和行政人員的協助下，他找到每一輛車的車主，他跟車主見面，拍下照片，然後再進行訪問，好了解這個人：你的嗜好是什麼？你結婚了嗎？你有幾個小孩？

他花很多時間整理這些照片、記錄這些訪問，並做成 PowerPoint 檔，在班上做簡報。不單單這個作業達到了目的，提供艾迪專心閱讀、寫作、研究和組織材料的機會，這次的經驗也讓艾迪有更進一步的成長。這個原本對閱讀與趣缺缺的小孩，卻很熱忱地投入這項作業，與老師接洽、搜集整理資料，然後再與全班分享。他自信滿滿地在班上呈現完成的作業，並對同學的提問對答如流，這也提供了他磨練社交和溝通技巧的好機會。

他的父母喜出望外，簡直不可置信。我們在之後的團隊會議中檢驗艾迪的進步時，凱特說明了這個作業及其目標，艾迪的父親聽了驚訝地瞪大了眼睛。「妳說他做什麼？他去訪問老師？」他說。「這簡直不可思議！」當凱特拿出艾迪在全班面前做簡報的照片時，他的父親幾乎說不出話來。艾迪完成了他父母想像不到的事，他在課業上和社交上都有進步，而且他的自信也大大地提升。

有些父母可能無法贊同一位老師讓孩子進行像車牌那樣無意義的主題；也有其他老師可能會覺得不管艾迪喜不喜歡，都必須跟全班同學讀一樣的故事書；也有些學校可能根本不提供適性適才的個別課程，而讓孩子在正規課程中自生自滅。但艾迪的成功並不需要額外的金錢花費或巨大的改革創新，只是憑藉著一位老師仔細觀察，直覺地相信熱情可以化成力量。凱特專注尋找最能激發艾迪動機的事物，因而利用他的興趣做為強而有力的學習動機。她把熱情視為潛能的源頭，而不是阻礙或問題。

熱情如何產生？

為什麼自閉症人士會產生熱情？要回答這個問題，我們可以思考一下所有人是如何從嗜好、興趣和收藏中獲得慰藉。如果你到我家拜訪，你可能會很訝異我有一整個玻璃櫃，裡面擺放了超過一百件各式各樣的象牙雕飾品。幾年前，我去溫哥華島（Vancouver Island）時，第一次看到因紐特人的象牙雕刻，我為之著迷。（他們所使用的象牙，是由原住民為了食物、衣服、工具和手工藝材料等理由而合法獵捕海象而來的。）或許是象牙亮晶晶的表面，或是摸起來的滑順觸感，總之深深吸引著我。當我收集愈來愈多時，部分吸引我之處必然在於雕刻的刀工和視覺美感（工藝師將素材雕成海象、熊和鯨魚等形狀的表現手法）。總總理由加起來，我開始收藏這些作品，也在收藏的過程中獲得情感上的滿足。

我不覺得自己是在沉迷，但就跟許多人一樣，我也經歷了不同階段的收集過程。當我三十幾歲住在中西部時，每到周末我都開車到二手家具店和農場拍賣會去尋找古董家具；後來是舊拼布被，然後是納瓦霍族的手工織毯，再之後是古董時鐘和鋼琴椅和古董礦渣玻璃燈。

我這些適度的收藏並不會讓我顯得太與眾不同，而這就是重點，幾乎每個人都有一些熱情和興趣。這些嗜好得以滿足我們的需求，提供我們樂趣，讓我們心情愉快，而原因我們往往不是那麼清楚。這就是我們身而為人的一部分。

但是為什麼自閉症人士比其他人更容易產生這些強烈的熱情？為什麼他們的熱情跟其他人比起來，似乎更強烈？任何嗜好或消遣，通常都是從情緒反應開始；一項經驗能滿足一個神經系統上想要去連結、去欣賞美感、去感受正面情緒的基本需求。當一位自閉症人士發展出一個興趣時，我們必須假定該興趣很適合這個人的神經生理結構，並且能發揮重要的功能。一位有亞斯伯格症候群的成年人告訴我，由於人際關係是很艱難的挑戰，所以很多自閉症人士將他們的能量轉移到興趣方面，因而帶來更強烈及更專注的熱情。

麥可的專注焦點是在音樂方面。他八歲的時候，在對話都還無法正常進行時，他就展現出完美音準的天賦。他聽到行經過的車子發出的喇叭聲時，就可以知道是什麼音符；他會突然分心，抬起頭大喊：「降 **B** 調！」在聽到收音機播放的一首曲子後，就用鋼琴一次就彈出正確的旋律，也能按照要求立刻變換成另一種調子。

有百分之十五的自閉症人士擁有這些高程度的天賦，也就是所謂的「學者技能」（**savant skills**），但大部分的自閉症人士並沒有，他們有的是「零碎技能」（**splinter skills**）：像是超強背誦能力或藝術天份等相較於其他方面顯得特別突出的優點。這些不尋常的能力根植於不同的學習方法，建立在大腦運作和保存訊息的差異基礎上。有些孩子深深著迷於與他們強記的學習方式有關的資訊、活動或工作。有些孩子喜歡可以輕易記下的具體而事實性的訊息，有些孩子喜歡需要良好視覺空間判斷的活動，例如把東西組合起來。比較大一點的孩子很可能毫不費力就能背下有關恐龍或運動隊伍的無數資訊；一個幼兒也可能很輕易就能完成複雜的拼圖。

有些狀況比較嚴重的孩子，他們的父母坦言自己的孩子並沒有這類驚人的技能、天賦或興趣。但是，他們或許會展現出對某類型感官刺激的特別偏愛。或許他們會藉由在眼前甩動手指、發出特殊的聲音，或是透過觸摸來探索特定的觸感，來尋找視覺、聽覺或觸覺的刺激。孩子通常會對某些玩具特別喜愛，是由於這些玩具所帶給他們感官上的刺激。有一位我曾經陪伴的幼兒，似乎著迷於所有的電風扇；如果他知道房間裡有一台電風扇，就一定得進去看一看，摸一摸，而當他一碰到電風扇，就會從各個角度仔細查看。可能是某種感覺（感覺到風的吹拂、看到旋轉、感覺到震動，或是以上這些全部的組合）讓他覺得興奮而吸引了他的注意。

「洗車王」及其他引人入勝的熱情故事

一旦孩子發覺到這種喜好，一開始令人愉悅的感官感受，通常會轉變成一種興趣和投入的焦點。孩子會尋求能帶來正向感覺的事物，而且他的心思可以一天二十四小時地被佔據。

洗車吸引了亞歷山大的注意。從很小的時候，每次他父親開車載他去洗車時，洗車聲、水花潑濺、刷子、車子一路進入洗車機的畫面等等，總是讓亞歷山大既興奮又害怕。亞歷山大也說不出為什麼，但他一直央求父母再帶他去洗車，好讓他可以觀看和傾聽。由於他們很常去洗車，所以跟洗車廠老闆變成了朋友，老闆歡迎亞歷山大在洗車入口處幫忙用手勢指引駕駛開進洗車機器中。

他的父母不明白亞歷山大究竟著迷於哪一點，但可以看出他非常開心。其他的孩子喜歡的是遊樂園，或疾駛而過的汽車，或是滑雪坡道，但他們的兒子卻喜歡洗車。不管他們全家人去哪裡，一定會去找洗車廠，並且還規劃到行程裡，遍訪佛羅里達州到緬因州的洗車廠。而到了每一站，亞歷山大總是興奮地走出去，觀察地面，了解一切運作，投入狀況就跟別的孩子在看 NBA 球賽或動作片一樣。

在他十歲的時候，他的父母向全國洗車協會索取宣傳手冊，因為他們覺得亞歷山大應該會很喜歡。令人意想不到的是，洗車協會邀請他為榮譽來賓，去參加該協會的年度大會；結果他們就為亞歷山大安排了一次夢幻假期，不是去迪士尼樂園，也不是去夏威夷，而是去拉斯維加斯參加年度大會。那三天的假期，亞歷山大每晚都興奮得睡不著，他的父親稱他做「洗車王」。

另外還有一位查德，他的最愛是花園的灑水器。他在孩提時代和青少年時代，不管走到哪裡，總是會在地面搜尋隱藏式灑水器的蹤跡。即使在一個擠滿人潮觀看施放煙火的公園裡，查德的目光還是注意著地面，尋找灑水器的噴頭。當他找到時，會把噴頭拉出來，辨識廠牌；他在八歲的時候就能分辨出托羅（Toro）、歐比特（Orbit）及雨鳥（Rain Bird）等廠牌。

當他在美術課畫畫時，在畫了動物和樹木之外，總是會在地面上再畫出一個灑水器噴頭，在空中噴出一道水花。

他為什麼會喜歡上花園的自動灑水器？或許一開始是因為感官經驗：或許查德受到灑水器突然彈出地面然後又突然消失的景象和聲音所吸引，或是水灑到草地上的輕柔感覺。慢慢地，他的興趣轉變成令他全神貫注的目標。在不熟悉的環境中，除非他能搜尋整個區域並找到灑水器，否則心思很難專注在別的事物上。儘管其他同年齡的孩子不會對這種東西有興趣，但他的父母很肯定孩子能找到讓自己開心的事。別人的爸爸會帶小孩子去看棒球比賽或去釣魚，而查德的爸爸是上拍賣網站購買二手的灑水器噴頭。查德會幫那些噴頭命名，也會放進書包帶到學校去，他的父母還會在噴頭上畫個笑臉。這些噴頭有時候也會陪查德一起睡覺，就像絨毛布偶一樣。

這些孩子熱愛的興趣可幫助他們更投入且更專注，因此可以利用這些興趣來引發他們的學習動機，吸引他們去參與平常不願參與的活動。肯恩就是一個很好的例子。他是一位有自閉症的青少年，從小就喜愛畫畫，不是那種富有藝術性的畫，而是喜歡在紙上畫線條。過了一段時間之後，他開始對迷宮有興趣，他會專注地盯著紙，同時用筆一路畫著走出迷宮的路。吸引肯恩的不只是畫線條，而是解決難題。每個迷宮都提供了一種邏輯和秩序、開端和結尾的感覺。

不管一家人到哪裡，肯恩總是帶著他的迷宮本子。雖然他很少用語言溝通（他在學習使用一種語音合成器），但他的父母還是會帶著他參加他的教育團隊會議，因為他們知道他能聽懂的比能說出的多。單單是坐那裡著聽人開會，對孩子來說無疑是一大挑戰，但肯恩帶的一大堆迷宮本子讓他能乖乖待在裡面。他一邊走迷宮，一邊聽著會議上的討論，聽到他有興趣的對話會凝神注視著，若沒興趣就低頭繼續走迷宮。肯恩可以隨時把注意力從較吃力的對話，轉移到他覺得較能勝任的活動中，這樣的方式讓肯恩能夠保持專注並調適良好。

很多有自閉症的人在出席某些可能會帶來困難的場合時，像是餐廳、家庭聚會或學校的大型團體活動等，會帶個玩具或其他物品，或是進行與自己的熱情相關的活動，來幫助自己度過。在這種情況下，幾乎任何一種熱衷的興趣都能帶來幫助。五歲大的文尼對歐瑞克（Oreck）牌的吸塵器非常感興趣，當他在學校覺得壓力沉重，無法負荷時，他會要求去上洗手間，不管是不是真的有必要去，然後躲進小隔間裡，有時候就不再回教室了。他的母親利用他的興趣，為他設計了一個獨一無二的暫時休息的方法，讓他在需要喘口氣的時候使用，尤其是在大型的團體活動時。她收集了一些歐瑞克的目錄，把裡面吸塵器的圖案剪下，然後排列貼在一個本子裡，她把那個本子命名為：「文尼的快樂之書」。當文尼在上大型團體課的時候，若想要躲起來一下，他就可以要求要看快樂之書，然後到角落的懶骨頭椅子上坐一會兒，看看那些直立式和圓筒式的吸塵器照片，重新恢復精神以後再回來上課。

有些喜好來來去去的，就如一時之興，但也有些持續了好幾十年。某些特定的熱衷興趣或許跟未來的嗜好有比較明顯的關係。麥特對於跟時間有關的一切都充滿熱情。在他小的時候，我曾以學校顧問的身份來到他的班上，他總是衝向我，抓住我的手臂看我的手錶。「貝瑞醫生，」他眼睛沒有看著我說：「現在是早上九點十五分！」

那是他的社交入場券。在年僅五歲大的時候，在一個十二月的早晨，他很興奮地告訴我他的新發現：「貝瑞醫生，你知道過了十二月三十一日的午後十一點五十九分之後，是什麼嗎？」

「是什麼？」我問。

他的身體緊繃，踮起腳尖，雙手像鳥兒的翅膀一樣飛舞著：「那個大球就會掉下來！」他眉飛色舞地說：「然後就變成明年了！」那就是他的熱情，他進行對話的方式，他與人分享他所知和關心之事的途徑。過了幾年之後，麥特已經是個年輕人了，但他依然保有對時鐘和時間的熱情，甚至比起不涉及時間元素的運動（例如棒球），他更喜愛與時間元素有關的運動（像是曲棍球）。

九歲大的丹尼喜愛的是烹飪用的香料。小小年紀的他，經常在廚房裡看著媽媽作菜；並沒有人正式教導過他有關香料的一切，但他自然就對她所使用的香料感興趣。他養成了一個習慣，會把香料瓶按字母順序排列好，之後開始觀看電視的烹飪節目，並在網路上搜尋食物資料，漸漸地他精通各地的烤肉特色，對於德州、肯塔基州、路易西安那州和北卡羅萊納州等各地的風格差異如數家珍。丹尼的父母也不知道一開始他是怎麼對這些主題產生興趣，或是這些東西是怎麼吸引他的，但很顯然這些事物能帶給他滿足感。他的母親想像這個興趣將來可能會引導丹尼進入大學念烹飪藝術，然後成為大廚。他的父母不會想去矯正他，反而對他的專業知識以及找到他的熱情感到非常驕傲。

我第一次遇到布蘭登時就有這種感覺。當時我到我輔導學區的教室裡，有一位治療師介紹一個口齒伶俐、很可愛的四歲小男孩給我，他立刻告訴我他們全家剛搬到鎮上來。

「你住在哪個州？」他立刻問我。

我告訴他我住在羅德島。

「羅德島的普羅維登斯（Providence）嗎？」他問。

我告訴他，就在普羅維登斯外面。

「普羅維登斯算是小城市，」他說：「你喜歡大城市嗎？」

我告訴他我喜歡，還有我是在紐約市長大的。布蘭登眼睛瞪大。

「你在紐約市長大的？」他問：「我們全家好喜歡去紐約市，我超愛紐約市，我們去住在時代廣場的馬奎斯萬豪飯店（MarriottMarquis），我們每次都去住十六樓，因為十六樓有最棒的視野，可以看到時代廣場所有的廣告看板。」他繼續告訴我最近去的時候所住的不同房間號碼，以及哪幾間有最佳的視野。

我問他喜歡從飯店房間窗戶看出去什麼，他在回答時，一邊遙望，彷彿在腦中播放錄影帶似的。「那裡有一個柯比．布萊恩（Kobe Bryant）的 NIKE 廣告看板，」他指著教室的牆，然後繼續描述他心靈之眼所看到的全幅景象。

利用興趣來建立連結

當一個小孩子沉迷於某個主題時，就像布蘭登迷戀紐約一樣，只要我們加入孩子的行列，就可以利用這個熱情做為建立關係及信任的基礎。很多小孩子之所以投入某個特定主題，主要原因是這個主題可以提供他們一個開啟對話的安全區域。即使是最難以捉摸、不知從何起頭或看似風馬牛不相及的問題（例如：「你最喜歡的狗狗種類是什麼？」「你的冰箱是哪一種？」）都可以成為建立關係的方法。每次只要布蘭登一見到我，就會抓住機會跟我聊紐約：「你是住在曼哈頓區，還是其他四區？布魯克林？哪一區？」

對話不是這樣就結束了，這只是開始而已。通常熱情可充當誘餌，吸引孩子進入一個活動或一段談話。孩子一旦開始投入了，我們就可以慢慢地改變或擴展那個主題，並測試他的彈性和意願；至於擴展到什麼地步，可能就跟孩子的發展程度有很大的關係。但父母和老師可以發揮創意，利用孩子對某個主題的熱情，來激起他更參與社交和解決問題的興趣。

舉例來說，麥特念的是幼稚園的正規班，但他的老師對於他該不該念正規班有所質疑，因為他沒辦法專心投入群體的活動。他參加班級早會時，如果被問到的時候，他會一個人默默唸出一星期七天的名稱（星期一、星期二……），然後就不理會其餘的討論了，完全進入自己的世界。

麥特的母親知道她五歲大的兒子會被什麼吸引：小熊維尼。麥特喜歡迪士尼電影，總是把那些卡通人物掛在嘴邊說個不停。他母親帶了幾疊小熊維尼的各種貼紙到學校給老師，「如果你可以把這些貼紙融合到班級早會裡，」她說：「或許麥特就會更投入。」

老師將貼紙運用在早會中，將一星期的每一天用一位卡通人物來命名：星期一是跳跳虎日，星期二是小荳日，星期三是屹耳日。這已經足以讓麥特比以前更專心了，而班上其他小朋友也很高興地跟他一起用卡通人物來命名一星期的七天。

他的老師並未將麥特的痴迷視為破壞他與同儕建立關係的因子，反而成功地使用他的痴迷做為融入同學的方法，並且還結合了她所教的教材（一星期七天的名稱、一年十二個月的名稱）。他變得比以前更樂於參與同儕活動，並且更少分心，因為她提供了讓麥特專注的方法，也因此麥特可以持續有進展。

家人若能找到鼓勵和肯定孩子特定興趣的管道，並將之結合到家庭的日常活動中，如此一來，同樣的成長和發展也可能發生。幾年前我就曾經見過這種情況發生，當時一位父親帶我去看他十幾歲的兒子哈金，希望我為他提出學校生活和家庭生活兩方面的建議。哈金就讀於科威特的一所國際學校，雖然這個孩子有許多跟自閉症同樣的挑戰，但就我的觀察，很顯然他比自閉兒的適應力和應變能力強得多。我很快就發現，這多半要感謝他父母對他的熱情所持的開放態度。

當我到他們家拜訪時，他們首先跟我分享的是哈金對火車的迷戀，特別是火車時刻表。他們解釋，他們鼓勵他採取主動的角色去計畫八月份的家族年度歐洲之旅。父母給予他選擇目的地的決定權，然後他們花了好幾個月的時間研究細節，收集地圖、旅遊書籍等所有需要的資料。一旦全家人決定好旅遊的大方向，接下來就由哈金來負責細部規畫：要搭什麼火車、要在一個城市待幾天、何時往下一個地點出發。

他們給我看好幾本旅遊剪貼簿，裡面收集了每一次旅遊的照片，以及從觀光手冊和地圖的剪下的圖片。每一本剪貼簿的最開頭都有一張火車時刻表，很明顯這代表了這一家人多麼看重哈金的興趣。藉由認同並讚賞兒子對火車時刻表的專注，他們幫助哈金建立健全的自我認同感，也更投入他的家庭以及這個世界。哈金不僅對歐洲的城市和地標有卓越的知識，他還能感覺自己是一位有價值的家庭成員。

熱情在於人

有時候孩子專注的目標不是主題，而是人。就像許多孩子一樣，自閉兒也會迷戀某些電影明星、音樂家或運動選手。有時候一個孩子會被同儕吸引，就像青少年彼此產生迷戀一樣。差別在於，自閉兒往往不能理解其他人所感知的界限，因此這些熱情很可能會變得很尷尬。自閉兒可能不明白孩子通常不會把他們對另一個人的強烈感情告訴那個人或其他人。這樣的狀況很可能會帶來困擾，但是孩子對同儕的強烈興趣，也可以是老師或父母用來教導友誼和社會界限的好機會。

泰勒是一位有亞斯伯格症候群和注意力不足暨過動症（ADHD）的幼稚園小男孩，他迷戀的對象是他小學的校長。我第一次見到泰勒是在他念學前班的時候（在我擔任顧問的學校），當時他是個精力充沛的小孩，全班同學都圍坐在一起，只有他一個人在地上滾來滾去的。在學前班的泰勒一頭金髮、體型結實、聰明且口齒清晰，他主要專注的熱情是機器人和樂高玩具。

就在剛進入幼稚園的幾個星期內，他開始迷戀校長安德森女士。每次泰勒一見到她，就會連珠炮似地問了一長串問題：妳坐在哪裡？妳是做什麼的？妳的工作是什麼？妳有小孩嗎？而她反過來也對泰勒特別有興趣，並邀他到她的辦公室來參觀。她看出這是個引發他動機的機會，所以就跟他做了一項協議：如果他可以持續一個月做出正確的選擇，那她就會讓他跟她一起當一天的校長。意思是，如果泰勒參與全班圍坐在一起的活動，而不是在桌子底下爬來爬去的；如果他請求幫助，而不是生悶氣；如果他可以在其他方面改善，那就可以獲得這項特殊的權利。

這吸引了泰勒的興趣，他立刻遵守規矩，每天跟老師一起審視他的進步。練習在有需要的時候，請求協助或要求休息一下，這個方法可以幫助他保持情緒穩定。他在班上愈來愈專心，盡他所能地參與。到了月底，他贏得了一日校長的殊榮。學校還把這個經驗收藏在相片裡：泰勒穿著西裝、打著領帶，跟著校長，一起巡查和開會，並坐在她辦公室角落的一張小辦公桌。他很開心，感覺是學校的重要一份子，並且學會控制自己的行為，以追求他認為重要的事物。

當熱情造成困擾時

有時候孩子有興趣的事物確實會帶來困擾。蓋布里歐特別對女性的腳踝有興趣；其他人若有這種興趣，很可能被視為戀足癖，但對這個青少年而言，這只是一種他想近距離深入探索的迷戀物而已。身高六呎的蓋布里歐，偶爾去賣場或在街上，看到穿著高跟鞋露出腳踝的女士時，會蹲下來去觸碰女士的腳踝。認識他的人都知道他是一個溫和善良的人，但腳踝被人注意還是會手足無措，不知如何是好。儘管他的動機很單純，但他的行為還是很容易被認為是下流，甚至具有危險性。

在這種情況下，我們必須去幫助這個人了解規則和眾人所接受的行為，但處理的方式要配合這個人的理解能力。對於理解力高的人，我們可以列一張表，條列社交場合中可接受或應該做的行為，並討論其他人對某種情況會有什麼感受。對於小孩子或理解力低的人，我們應該更直接地訂定規則，重點在強調他們應該做什麼，而非不應該做什麼。而對於不管任何理解程度的人而言，最好的方式是運用視覺輔助（例如照片、畫畫或甚至錄影帶），而不是完全倚賴口說的方式。長期目標是幫助個人在不同的社交場合中；懂得如何做適當的回應，並能夠約束強迫性的行為，即使那個行為是與熱情或興趣相關的。

即使一個孩子所著迷的事物是比較無傷大雅的，但熱情還是可能帶來諸多麻煩。我最常聽到父母的抱怨是，他們的孩子會不斷地談論一個主題：恐龍、火車、卡通、電梯等等，講個不停。就算父母理解並尊重孩子的興趣，但孩子不明白說個不停是不恰當的，特別是在其他人表示不悅或是根本不願意聽的時候，還是會讓父母覺得很挫折。

我們每個人都會有自己喜歡的主題想要分享，但我們必須學會何時不該再繼續說了。當我遇到另一個紐約洋基隊球迷時，我們聊起昨晚的精彩球賽可以聊上一個小時，但其他人可能在聽了一、兩分鐘後就會覺得無聊，並納悶我為什麼還不閉嘴。如果我很懂得社交暗示，就可以看出差異，然後改變我的行為；但如果我無法明白這些微妙的暗示，我就會把每一局每一球都交代清楚，說滿九局為止，而你可能正絞盡腦汁要脫身。

教導「時間和地點」

為了幫助孩子或青少年了解這點，不妨試試我所謂的「時間和地點」方法：有時候別人或許會想聽他這個興趣，但也有時候他們就比較沒興趣。父母可以對孩子解釋，他對火車時刻表或早餐的燕麥片有興趣並沒有什麼錯，只是他不應該在數學課或看牙醫的時候一直講。例如：「我們現在正在和親戚吃早午餐，所以每個人都想聽聽你在學校的狀況，但一點的時候，我們就可以聽火車時刻表的事了，好不好？」這是讓孩子更了解社交禮節的好機會。父母和孩子可以一起製做一張表，列出適合談論興趣的時間和地點，哪些時間不恰當，以及可以放心跟哪些人談。

事實上這也不是永遠都管用。有些小孩和青少年尚未發展到一個成熟的地步，可以觀照自己和自我控制、考慮別人的看法或壓抑自己想分享的慾望。父母會急著想找到方法壓抑孩子過度專注在某個主題的衝動，他們擔心那會讓孩子明顯跟同儕格格不入，而家人可能也會厭倦同樣的主題一直聽不完。我聽到許多父母終於忍不住說：「我們真的得讓他閉嘴。」

這種反應的問題在於，只注意到行為，而沒有去問動機為何。我們必須去問：孩子在什麼樣的情況下更容易執迷於這個主題？你有沒有看出什麼模式？會不會是在孩子感覺焦慮的時候？引起焦慮的原因可能是什麼？你有什麼辦法可以紓解他的壓力和焦慮嗎？孩子是不是利用這種說話方式在讓自己平靜呢？如果這樣對他有用，那麼真的有必要去制止他說個不停嗎？孩子知道自己在做什麼嗎？我們該怎麼樣讓他更清楚自己在做什麼？

換句話說，並不是只要禁止孩子的行為就沒事了。第一步的原則，永遠都是去找出行為背後的含義。

同時，我們也要記住，如果孩子在與人對話時，總是一開口就講自己的興趣，那通常是因為這是能讓他感覺自在的開場白。對一個有自閉症的人來說，社交交談可能會引起焦慮和困惑，因為這通常沒有固定的架構，也無法預測對方會說什麼；因此自閉症人士會將對話限制在他能掌握的範疇，以免自己茫然。

當一個小孩子或青少年有協助磨練談話技巧的需要時，社交技巧團體可以提供協助，安排一個安全友善的環境，讓他們在裡面學習到如何進行談話並跟別人分享興趣。與其去責罵孩子或損害孩子的自尊，不如提供更積極的方法，例如進行一些可以提供談話技巧磨練機會的活動或遊戲，或是用角色扮演的方式來演出日常的互動。

培養強項

雖然熱情會帶來一些困擾，但對自閉症人士來說，熱情往往也代表他們最大的潛能。強烈的興趣或熱情有可能成為與相同興趣者的連結方式，或發展成終身的嗜好，或者是一門事業（確實有許多這樣的案例）。還記得麥可嗎，那位對音樂有極大的熱情，能夠第一次聽到一首曲子就用鋼琴彈出來？現在他四十多歲，過著半獨立的生活，在他的教會擔任風琴手並且是唱詩班的一員。

麥特．薩維吉（Matt Savage）小的時候對聲音極度敏感，他的母親彈鋼琴時，他會掩住耳朵，尖叫著逃走。經過治療後，他克服了這個問題，並開始展現令人讚嘆的音樂才能。我剛認識麥特的時候，他才十一歲，他精湛的鋼琴技巧就受到已經是爵士傳奇的大衛．布魯貝克（Dave Brubeck）和奇克．柯瑞亞（ChickCorea）的讚賞。麥特現在二十多歲，已成為國際知名的爵士鋼琴家、作曲家，並出過專輯，音樂深具感染力。另外，他還經常找時間去教自閉兒音樂。

賈斯丁．坎納（Justin Canha）（請見第十章）在幼兒時期，還不會講話，但很喜歡看卡通動畫電影，很早就展露出繪畫的天份。如今成年的他，已在紐約的畫廊展出過他的作品，並成為一個專業的電影分鏡腳本畫師，也教小孩子藝術。

在這些有關熱情的故事中，最打動我的是史丹佛．詹姆斯（Stanford

James）的事蹟：他是一個有自閉症的年輕人，從小就由一位意志堅強的單親媽媽撫養長大，住在芝加哥的社會住宅。從小他就喜歡火車，最愛站在他奶奶家的窗邊，望著高架鐵路上的火車呼嘯而過。

「我不知道火車對他有什麼魔力，」他的母親桃樂斯這樣告訴《芝加哥論壇報》（*Chicago Tribune*）的記者：「但他確實深受吸引。」

雖然桃樂斯年紀尚輕又貧窮，而且對自閉症所知甚少，但她為了兒子付出一切。她鼓勵史丹佛從事他的興趣，看著他展現驚人的能力，將芝加哥四通八達的運輸系統的路線和時刻表，完全記在腦子裡。他在二十多歲時，就在芝加哥的交通管理局（Regional Transit Authority）工作，幫助旅客找到符合需求的路線和時刻表。

這個工作簡直是為他量身打造的，不僅如此，他展現了極大的熱誠、專注和責任感，還因此獲得交通管理局表揚為「年度最佳員工」。「不管天氣如何，他每天都來上班，而且永遠都很有禮貌。」他的上司接受報紙採訪時說。「他非常認真周到，這正是顧客所需要的。」

更重要的是，史丹佛感覺自己是個重要而有價值的人。在他小的時候，他母親總納悶不知他以後會變成什麼樣的人。在服務完一位顧客之後，史丹佛說：「我為自己的想像力恭喜自己，我想著：『史丹佛，你是最棒的人，你做任何事都能成功！』」追隨熱情可以引領你到達什麼境界？看史丹佛就知道了。

4 信任、恐懼和控制

這一章有部分內容及想法，最早是來自我與麥克·約翰·卡利合著的一篇包含兩部分的文章：「信任的重要性」（The Primacyof Trust），發表在二〇〇九年的《泛自閉症季刊》（AutismSpectrum Quarterly）。

我跟德瑞克只談了幾分鐘，就發現他有心事，但我不能確定是什麼事。幾年來，在德瑞克的父母請求之下，我每年會去探視德瑞克幾次，給予建議和指引。我會到學校，也會到他家裡觀察他，然後再跟他的父母和學校團隊會談。我的秋季訪問時間一向都在九月，大概在開學之後的幾個星期內。但今年他八歲，我比原訂計畫晚了兩個星期左右到訪。以前德瑞克一看到我就熱情地迎接，或至少會露出低調的微笑，但這次，從我一進門，他就一副焦慮而疏離的樣子，一直拒絕跟我互動。過了一會兒，我問他原因。「有什麼不對勁嗎？」我問：「你好像對我有點排斥。」

他毫不猶豫地回答：「貝瑞醫生，你以前一向九月來，」他說：「這次為什麼十月來？」

其實我只是比往常晚了兩個星期，但已經是不同的月份了，對他來說這是很大的變化。德瑞克默默地將我來訪時間的規律記在心裡，因為沒有人知道，所以也沒有人會先向他解釋我這次會晚一點來，於是德瑞克只能自己一個人去思索，為什麼在他的規律世界中會出現這種違反規則的事。

我在毫無所知的情況下破壞了他對我的信任。德瑞克以過去所發生的事或至少他所記得的情況為基礎，逐漸了解事情應該會如何發生。現在他有理由質疑該不該信任我，或信任這個他原以為他已經理解的世界。

無法信任

德瑞克的反應點出了自閉症的一個重要障礙，大多數泛自閉症者最為人所知的特點，就是無法信任別人。由於他們神經系統上的障礙，自閉症人士面臨了三大困難：無法信任自己的身體、無法信任身處的世界，以及最大的障礙：無法信任別人。

《星期三是藍色的》（*Born on a Blue Day*）的作者丹尼爾．譚米特（**Daniel Tammet**），最為人津津樂道的是他驚人的記憶，例如記得圓周率的小數點後二萬二千多個數字，以及在一星期內學會一個語言。他在二〇〇七年接受電視節目《六十分鐘》（*60Minutes*）的訪問時，提到他小時候有多難適應這個世界。他覺得其他小孩的行為很難預測，所以跟他們相處起來很不自在。他無法理解微妙的社交手腕，所以他從數學中找到慰藉。「數字是我的好朋友，它們從來不會改變，」他說：「數字很可靠，我可以信任它們。」

我的朋友麥克・約翰・卡利（Michael John Carley），是一位有亞斯伯格症的成年人，同時是為自閉症人士爭取權益的運動領袖。他曾經這樣說：「焦慮的相反並不是平靜，而是信任。」

這個深刻的洞察力有助於解釋我們所有人焦慮的許多原因，而不只侷限於泛自閉症人士，以及我們為何用恐懼來反應，並總是尋找方法來控制我們的人生、環境和人際關係。這些傾向在自閉症人士身上更加明顯。

信任身體

一般人如果一早起來感冒了，只會帶來一點小小的不便。你以前很可能得過感冒，所以你能了解你的咳嗽和流鼻水可能會持續個幾天，然後就會漸漸好了。但如果是一個自閉症人士有這些同樣的生理症狀，她可能會焦慮和恐懼：我發生什麼事了？我為什麼不能正常呼吸？我會不會永遠都這樣？

這樣的反應跟我們大多數人對重大疾病的反應沒有太大的差別。幾年前我患了嚴重的腕隧道症候群（carpal tunnelsyndrome），那是多年來劈材讓家裡取暖所帶來的後遺症。我從小就會打鼓，但現在我一打鼓，手就痲痺，連鼓棒都握不住。當我拿報紙看的時候，指尖就如針扎般地疼痛。我的手臂和手腕已不如從前那樣正常了，突然間，我無法信任我的身體，我感到沮喪，擔心我的狀況未來不知會演變成什麼樣子。幸好成功的手腕手術解除了我的症狀，刺痛消失了，痲痺也減輕了，我可以信任我的手，也可以再打鼓了。

癌症病人通常也會經歷同樣的狀況。從某個層面來看，癌症可以被視為身體在攻擊自己。疾病所帶來的焦慮，有許多是來自身體因疾病所造成的變化、對疾病未來的演變感到不確定，以及那個同樣的問題：我還能再信任我的身體嗎？

絕大部分的自閉症人士都有動作及運動障礙，通常還包括了身體各個部位的不自主動作。馬丁向她母親表達他的困惑，為什麼他的下巴會這樣顫動、他的手臂會突然彈出去，還有其他突如其來的抽搐，尤其是在他感覺情緒的時候。「我發瘋了嗎？」他問。

「你為什麼會這樣想呢？」他的母親回應。

馬丁回答：「我的身體會做出我無法控制的事。」

三年級的柯林有亞斯伯格症，有一次他給我看他自己畫的兩張細膩的圖：一張是他自己的大腦圖，另一張是他寫著「正常的」大腦圖。正常大腦在整個大腦皮質部位畫著整齊的格子，直線與橫線對稱地交錯，總之就是一幅結構整齊的畫面。而柯林的大腦圖則是一團混亂，區分成幾個形狀大小不一的區域，裡面還包括一個劇院，他說那裡是他腦中不斷播放虛擬電影的地方；他在脊髓部位標上讓他「痙攣」的地方；他在大腦最大的區域標上「瘋狂區」，也就是他在無法控制自己的思想或行為時的罪魁禍首。

顯然柯林想表達的是，他無法信任自己的大腦。

信任這個世界

即使你可以信任自己的身體，但要信任我們週遭的世界還是很困難。我常這樣問自閉兒的父母：「最讓你的孩子感到煩躁的是什麼事？」沮喪的來源通常都是機器性的玩具故障或停止了，像是：玩具車的電池沒電了，或是光碟播放機壞了，這些都會讓孩子徹底崩潰。常讓父母覺得不解的是，他們的反應似乎大過於事情的嚴重性。但從孩子的角度來看，他的秩序感（事情運作的方式）已經被破壞了，他面對的是一個他無法信任的世界。

孩子表現這種感受的方式也可能是比較不明顯的。雪倫注意到，她六歲大的兒子狄米崔在秋季的某一個星期內，行為突然嚴重變壞，但不管在家或在學校，都看不出有什麼蛛絲馬跡引起他行為變壞。狄米崔變得非常暴躁，怎麼也安撫不了，而且不肯吃晚餐。後來雪倫找出原因了：他的改變正好發生在日光節約時間轉換到正常時間之後。原來狄米崔的規律被破壞了，幾個月來，他們家吃晚餐的時間總是在天還亮著的時候，但現在，吃飯時間到的時候，天已經黑了。「他突然沒辦法分辨什麼是白天，」雪倫說：「或者，到底晚餐應該什麼時候吃。」從他的角度來看，他的父母無預警地改變規則，他生氣會令人意外嗎？同樣的理由，許多父母害怕學校放假（而那卻是其他家庭殷殷企盼的），因為行程的改變會讓他們家中的自閉兒多麼生氣。

十五歲的馬修，經歷了另一種對其周遭環境的信任破壞。我去他家的時候，他與高采烈地告訴我他們全家才剛去紐約市玩。

「你覺得好玩嗎？」我問。

「很好，」他說：「除了我們在九十五號公路靠近八十七出口處延誤了四分鐘，然後在五十四號出口附近又延誤了三分鐘，」然後繼續列舉行程中所發生的所有延誤和繞道，一直到他母親終於打斷他為止。這三天的旅程，馬修只記得事情沒按照預訂計畫進行的時刻，也就是他發現他無法信任這個世界的時刻。

當我在擔任發展障礙兒童夏令營的輔導老師時，我最喜歡的其中一位學員是丹尼斯，他是一位高大、充滿活力的十二歲自閉症人士，有著一頭捲髮和紅潤的臉頰。某個星期一的早晨，我們整團的人坐上巴士出發前往一個主題樂園，丹尼斯很喜歡雲霄飛車和摩天輪，已經好幾天一直不停地談論這次的校外教學活動。但是，正當我們的巴士抵達樂園時，我看到了空蕩蕩的停車場，心裡感覺不妙。司機踩了煞車，沒有先跟我討論就逕自宣布這個壞消息：「抱歉了，小朋友，主題樂園沒開！」

丹尼斯突然整個大暴走，他尖叫著衝向我：「不，不，不！」他的目光移向上方，突然用拳頭打我，我試著阻擋他的時候（同時也顧及到我們兩人的安全），他把我的上衣撕破了，他兩手瘋狂地揮打，指甲都刺進我的手臂和胸部，造成很深的傷痕。看到這個平常很討人喜歡的孩子突然如此失控，著實令人心痛且害怕。

在其他人的幫助下，我總算讓丹尼斯坐在座位上，他把頭埋進一個枕頭裡，身體一直搖晃，對於剛剛發生的事完全不知所措。在情緒平穩的時候，他是個快樂又貼心的小男孩，會把笑容帶給他身邊的每一個人。但當他在極度焦慮、恐懼或困惑時，他通常緊追著他覺得最親近的人。為什麼？以這個例子來說，那是因為這個世界已經失去了他的信任，他就好像被錘子猛烈地攻擊。我們應許他那天的活動，但卻在一夕之間完全變調。

老天保佑這件事有圓滿的解決。當丹尼斯不會再傷人，而我也鎮靜下來時，我站起來解釋樂園沒有開，然後不知哪來的靈感，我突然說出：「但是我們即將進行一個奇幻之旅！」（當時是一九七〇年，兩年前披頭士才剛發行「奇幻之旅」專輯。）丹尼斯立刻抬起頭，顯得很有興趣的樣子，然後覆述：「奇幻之旅？」接著繼續：「奇幻之旅！奇幻之旅！」

我們輔導員趕緊想出新的計畫，我偷偷問司機附近有沒有別的地點，然後我們拼湊出一個行程，上午到一個小動物園，然後再去迷你高爾夫球場。我們把這個行程告訴小朋友時，丹尼斯妥協了，而且最後還玩得很開心，我們也答應下次會再安排一次主題樂園之旅。

我了解丹尼斯的暴怒完全不是他自己所能掌控的，甚至也不是他所能明白的。突發事件之所以引起他的極端反應，是因為他神經系統方面的障礙。但我永遠忘不了那一天給我的幾個教訓：有些自閉症孩子是會突然大暴走；當他們的情緒嚴重失調時，會將沮喪和困惑發洩在他們最信任的人身上；還有信任的破裂有好幾種形式。

對人的信任

自閉症人士最大的信任挑戰，就是對人的信任。我們大部分的人，神經系統上天生就有能力去預測其他人的行為；我們能直覺地解讀身體語言，並根據一個人的身體的放鬆程度、凝視別人的方式，或根據社會背景，做出潛意識的判斷。但這些自閉症人士通常卻很難做到。羅絲．布萊波恩解釋道，她每天都在設法理解來到她面前的人的意圖。「因為我很難去預測其他人的行為，」羅絲解釋：「他們所做的行為，對我來說通常都太突兀，讓我覺得有威脅性。」

羅絲的洞察有助於解釋我從克里斯多夫身上看到的防衛性反應。克里斯多夫是個青少年，他的溝通主要是靠著圖片溝通系統，或是他不斷覆述聽來的片段話語，或者自己一次講出一個字。如果高中同學或老師在學校走廊突然對他說：「嗨，克里斯！」他會本能地退縮，低頭閃避，受到驚嚇，彷彿有人衝出來拿把刀對著他一樣。

不知道該信任誰，或不知道一個人接下來會怎麼做，這表示必須隨時活在警戒狀態中，就像是未爆彈處理小組的阿兵哥一樣。想像一下在這種高度緊張的戒備狀備下，必須擔心每一個人、每一件事的生活；如果你的神經系統長期處在高度警戒的狀態下，你如何把注意力放在其他事情上？那是很折騰人的，會讓人無法發揮正常的功能，因為你把全部的精力都用來防衛自己。

有些自閉症人士所面臨的困難剛好相反；這些人的行動和反應比一般人還要慢，所以反而顯得缺乏警覺性。他們的感覺通常讓人難以判讀，因為他們的面部表情變化不大。處在一個低度激發狀態的人，就是經常處在注意力渙散、昏昏沉沉的狀態中。學者對這樣的人有個理論：「低激發理論」（low arousal bias）。由於他們比較少表現出問題行為，所以看起來似乎情緒比較穩定，常被認為行為良好。但這表示他們沒有焦慮的情緒嗎？不盡然。當他們感到情緒不協調時，他們傾向於把焦慮壓抑在心中，而不是表現在外在行為上。這些焦慮情緒日積月累，沒有被覺察，或是平時只出現非常細微的徵兆，因此很難預測何時會情緒大爆發。

恐懼的作用

我們都會有感到慌張或害怕的時候；當我們發覺有危險時，我們的天生反應就是感覺害怕，然後要不是去戰就是快逃。自閉症人士也有同樣的天生反應，只不過反應的門檻非常低，特別是那些反應過度的人。焦慮的來源不一定非得是獅子、火災，或是持槍歹徒；當信任破裂時，當一個人所仰賴的制度被破壞時，都會引發恐懼。

天寶．葛蘭汀（Temple Grandin）或許是全世界最知名的自閉症人士，她是動物學的教授，也是位泰然自若、自信滿滿的演講者。但她常這樣描述她的情緒：「我最主要以及經常感受到的情緒，就是恐懼。」她大部分的恐懼主要來自於她的知覺敏感。雖然打雷對她不會有太大的影響，但是，卡車倒車時尖銳的嗶嗶聲就會讓她心跳加速。

我在第一次跟自閉兒碰面時，通常都會觀察到那種恐懼；從他們的眼神，以及身體語言中，都透露出恐懼。當他們面臨到令他們感覺不安全的狀況時，像是置身在人聲鼎沸的學校餐廳，或吵鬧的體育館等讓他們知覺系統負荷不了的環境時，我就會從他們身上看到恐懼。

我也在二年級的傑若米眼中看到那種神情，從某個春天開始，下課期間他就變得極端焦慮。到了全班要去操場的時候，他就非常抗拒，其他孩子與高采烈地去操場玩，他卻說什麼也不去。

大家後來才發現原因：操場外圍的灌木林會吸引蝴蝶前來，而傑若米很怕蝴蝶。蝴蝶是大部分的孩子都覺得漂亮又吸引人的昆蟲，為什麼一個小孩子會怕蝴蝶呢？牠既不會咬人，也不會叮人，甚至不會發出聲響。讓傑若米害怕的是蝴蝶不是他所能掌控的：他不能預測蝴蝶會有什麼動作。或許曾經有一隻蝴蝶停在他的手臂上或臉上，嚇到他了，而他卻趕不走牠。他不了解蝴蝶，蝴蝶不知從哪兒冒出來，嚇了他一跳。在傑若米的這個發展階段，他無法理解就算蝴蝶停在他的鼻子上，也傷害不了他。他的溝通能力有限，所以陌生人很可能認為他行為乖張、心理不正常。但他的行為很合理：在非常原始的層面上，他是在自保。

為了幫助他，我建議他的老師利用紙做的蝴蝶，給傑若米一種掌控的感覺；讓蝴蝶「飛」過來，然後讓傑若米把它們揮開，說：「再見，蝴蝶！」並且讓他多花點時間閱讀有關蝴蝶的書籍，了解蝴蝶是無害的。這樣的觀念重整可以幫助他克服焦慮。

莉莉也有害怕的東西，她怕雕像。在她七歲的時候，有一次午餐時間他們全班到公園散步，結果她看到了一座一個男人騎在馬上的雕像，她嚇得臉色發白。為什麼一個小孩會怕一座不會動的銅像？因為它違反邏輯，它看起來像個人，看起來像匹馬，但她所理解的是人和動物是會動的。公園裡的雕像粉碎了莉莉對人和動物的概念，所以她覺得焦慮不安，並且害怕。我見過自閉兒在看到街頭藝人表演雕像或機器人時（活人假裝不是活人），也有同樣的反應。

幫助孩子克服恐懼

自閉兒若出現了這種恐懼，往往很難克服。就讀於紐約市的小學五年級的奈德，當老師宣布近期將有個校外教學活動，要去搭史泰登島渡輪（Staten Island Ferry）時，他就開始恐懼。這個活動讓其他同學充滿幻想，一個女孩子興奮地問水面上的浪會有多高，一個男孩子想知道他們在渡輪上可不可以看到鯨魚。但奈德一直叨念的是別的事：他曾經在新聞上聽到的一起船難，然後他又提到另一起災難：鐵達尼號沉船。那些聯想表示，對他來說，搭史泰登島渡輪是絕不可能，他無論如何都不肯跟同學一起參加這次的校外教學。

隨著校外教學的時間愈來愈近，奈德就對鐵達尼號愈來愈執迷。他要看那起災難的照片，還有那部電影；他還不斷地問老師和父母，沉在海底，魚兒在旁邊游來游去是什麼感覺。很顯然要讓他參加校外教學是非常困難的。

他的老師及父母希望我給予建議，當我和他們見面時，我們討論我們所面臨的難題：奈德感覺不安全。我們一致認同當務之急就是要使他安心，提供資訊讓他相信他會很安全。我們一起對他解釋，在渡輪上我們會穿救生衣，如果出問題的話，船上還有救生艇可以載我們逃離。他很認真傾聽，一直到他聽到問題這個詞，他突然脫口而出：「什麼樣的問題？」然後愈來愈焦慮緊張。

為了安撫他及鼓勵他，我們把重點放在兩個解決方式：第一，描述與他的朋友一起搭渡輪會有多興奮，點出他可能會在砲台公園（Battery Park）看到五顏六色的旗幟，並提及其他可能的精彩經歷，以營造正面的情緒。第二，我向他說明勇敢這個概念。「勇敢代表雖然你很害怕，但你還是會去做某件事，」我說：「也代表你能夠信任你的夥伴。」

我們沒有強迫他一定要參加。奈德很害怕，他的恐懼造成了情緒失調，強迫他參加校外教學只會讓事情更糟，也會破壞他對周遭大人的信任。奈德必須是自己願意參加，所以在與他父母商量之後，我們告訴他，他可以選擇勇敢去面對他的恐懼，但他也可以選擇那天就跟母親待在家裡。我們給他幾天的時間考慮。

時間到的時候，奈德做出了決定：「我要勇敢。」

奈德參加了校外教學，跟他的同學度過了很棒的一天。一個月後我再度來訪，他驕傲地告訴我：「貝瑞醫生，我搭上渡輪了。當船在搖晃的時候我有點害怕，但我很勇敢！」我可以感覺得到他的自豪，他的父母也是。他靠自己獲得了成功，在那之後，每當遇到以往總是會逃避的艱難挑戰時，他都會用勇敢來幫助自己面對。

奈德的焦慮提醒了我們，一般孩子視為樂事的，卻可能會讓自閉兒產生恐懼。我曾經幫忙為一群自閉兒辦一個聖誕派對，主要的用意是要為那些不可能（或至少可以說是不容易）去參加一般聖誕派對的孩子，創造一個難忘的經驗。我們希望父母能夠放輕鬆，不必煩惱怎麼去解釋自己孩子的行為。老師、父母和幫忙籌畫的志工，都小心翼翼地創造一個刺激度低的安靜氣氛，讓孩子感到自在又開心。我們擺放了孩子熟悉的玩具，布置一些視覺輔助設備，幫助他們選擇喜愛的活動，並加入他們在學前班很熟悉的固定活動，讓孩子覺得安心。

一切都進行得很圓滿，一直到聖誕老公公出場時，事情就變調了。扮演聖誕老公公的志工是其中一位自閉兒父親的同事，但他顯然並不太了解自閉症；在突然大聲敲門之後，一身鮮紅的聖誕老公公立刻衝進屋子裡大喊：「呵，呵，呵！」他突然現身，把孩子嚇得四處逃竄；有人尖叫、有人跌倒，還有人逃到角落、躲到爸媽懷裡，或藏進衣櫥裡。聖誕老公公簡直就是大海嘯，再加上這個活動對他們來說本來就很陌生，且充滿了刺激，因此他們無法負荷。不管你準備得多麼充分，永遠都會有意料之外的事發生。我們竭盡全力去處理這個場面，並且幫助孩子回復情緒。

當突然事件引起恐懼和焦慮時，自閉兒有一系列的反應：他們會逃跑、會驚慌，有時會靜止不動，如同鹿在車頭燈的照射之下一樣。昏倒的山羊是帶有先天性肌強直症（myotonia congenita）的一個品種，症狀是當牠們在興奮或害怕時，會導致腿部肌肉僵硬，完全不能動，然後就倒在地上。這跟許多自閉兒的情況很類似，當他們感到不知所措、焦慮或害怕時，他們會突然在原地定住不動，有時候還會閉上眼睛，遮住耳朵，想要把這個世界隔絕在外。

這種反應經常讓父母或在這些孩子身邊的人產生一種疑惑：為什麼這些孩子害怕的通常是一些像是蝴蝶和雕像等平凡而無害的事物，但對於應該害怕的事物卻不害怕？為什麼一個害怕雕像的男孩會衝到車水馬龍的路上，或是爬到很危險的屋頂上，或是坐雲霄飛車也不會害怕呢？

我們必須了解，孩子之所以無懼於那些令人恐懼的情況，是因為他們沒有感覺到恐懼。一個六歲大的自閉兒爬到屋頂上，她並沒有評估狀況並考慮會有什麼後果，她只是依直覺行動：或許我爬到上面就可以看到原本在下面看不到的東西。她並沒有衡量風險，因為她沒有覺知到危險，她沒有感覺到身體裡有恐懼，而且讓自己站在那樣的位置或許還能帶來興奮或愉悅的感覺。她的大腦沒有傳送警告危險的信號，而她的心智無法預測她的行為所帶來的可能危險。她或許會因為無法控制一隻蝴蝶而對牠恐懼，但從二十五呎高的屋頂墜落到地面的可能性，她連想都沒有想過。她把注意力都放在當下的感覺，完全不擔心可能帶來的危險結果。為了解決這個問題，許多專為自閉兒開設的課程都會著重安全議題，並幫助孩子了解什麼情況可能會帶來危險或傷害。

控制：對恐懼與焦慮的自然反應

當我們的信任感遭受到挑戰，並感覺害怕和焦慮時，我們的自然反應就是努力去掌控。一些自閉症的專家總是用負面的字眼來提及掌控，他們會說：「喔，她又在掌控了。」或者：「他想要掌控這場談話。」但你若了解背後的動機，你會發現，這些行為其實代表了克服焦慮或情緒失調的策略。一些專家花很大的工夫去從自閉兒手上奪取控制權，但這樣做並沒有幫助，只是干預了孩子的穩定情緒策略，反而更加重了他們的情緒失調。

不停地訴說令他們痴迷的事物（例如火車、恐龍或汽車），也是一種掌控的方法（請見第三章）。面對社交場合，小孩子可能會覺得焦慮不安，無法預測對方會跟他說什麼或問他什麼。但當他一直訴說自己的興趣，用冗長的獨白來填補沉默，他就會感覺自己有點掌控權。說話可以抵擋對未知的焦慮。

面對焦慮，有些孩子會說個不停，但也有些孩子會躲進沉默的保護網裡。十一歲的葛瑞絲才剛轉到一所新學校，她的行為能力正常，能夠忍受學校餐廳、可以跟同學坐在一起，還可以配合治療師的遊戲，但她永遠不說話，也從來沒有笑容。

她並不是不會說話，她在前一所學校會開口說話，但到了新學校她就沉默了，只用手勢表達她的需求。七個星期後，教職員工回報，他們只有在某個時候聽到她微弱地說兩個字：「起司」。

她母親說葛瑞絲在家會說話，雖然大多是仿說，但也會看書唸出來。在她母親放出來的家庭錄影帶裡，葛瑞絲經常笑著。她母親請求老師不要強迫她女兒開口說話，以免更增加她的焦慮，適得其反。以學區顧問的身分觀察，我也同意，比起強迫她說話，去建立和葛瑞絲的信任關係，鼓勵她積極參與活動和溝通，即使是非語言的溝通，這才是更重要的事。

有些專家可能會認定葛瑞絲的行為是有意地「控制」或「阻擋」，硬是不肯說話。但以我的看法是，一個聰明活潑又能幹的女孩，初到新環境讓她感到焦慮，不知道誰是她可以信任的，或是什麼是她可以信賴的。沉默是她調適的方法，是試圖控制並給予自己一個機會去適應的辦法。她所表現出來的是一種選擇性緘默症（selectivemutism）的症狀，那也是沒有自閉症的孩子有時會出現的反應。基本上這不是語言的問題，而是極度焦慮的反應。

老師和治療師花了一段時間在跟葛瑞絲建立信任關係；在她覺得安心，以及準備好了之後，就開始看著書唸出聲音來，慢慢地更願意說話，並跟同學一起互動，也開始笑了。信任已經建立起來了；先前她的母親建議不要強迫她，這個直覺果然是正確的。

孩子如何進行掌控

有些孩子會用無形的方式來獲得掌控的感覺，在腦中建立規則，好弄懂這個世界，並努力讓這個世界按照他們的邏輯來運作。像是就讀二年級的喬斯，他參與籌畫他的八歲生日，在擬賓客名單時，決定只邀請班上的男生來。他的父母和老師建議他，也邀請班上的女生，以及別班的小朋友和其他朋友，會比較好。但是喬斯很堅持，只邀請男生，而且是他班上的那些男生。這並不代表他不喜歡其他小朋友，他對出現在他生活中的其他小朋友都表現出極大的興趣，但不知為何，他只邀請特定的一小群人來參加他的生日派對。

在我到他們小學進行為期一個月的輔導時，我跟他的母親、學校教師，以及其中一位幫助他的治療師開會，討論如何可以幫助他處理派對的事。很多大人都納悶為什麼喬斯非得這麼執著要邀請哪些人，他是不是太敏感，或是在排斥某些人？我不這麼認為，我懷疑他只是單純地覺得不知所措。喬斯從來沒有籌畫過像這樣的活動，要考慮到他生活中的所有人勢必會讓他不知所措。他掌控的方式就是建立一些規則，不管這些規則看起來多麼沒道理，但這樣做可以縮減令人難以負荷的龐大可能性，可以讓事情簡化，並安撫他的焦慮。

喬斯的父母想鼓勵他多邀請小朋友來參加派對，但我知道唯有兩個辦法可以做到，要不就是長篇大論地解釋，讓他在邏輯上能夠接受；或者是幫他定一個他覺得合理的規則。我們知道喬斯喜歡玩棋盤遊戲，所以我們的設計了一個類似遊戲的表格，將他所認識的小朋友分成幾個類別：表兄弟姐妹、同學、棒球隊友、男生、女生等等。老師和一位治療師寫下並告訴他「生日派對遊戲」的規則：在表格中的每個欄位裡，至少要選一位小朋友，例如：同學中選一個男生、同學中選一個女生、表兄弟姐妹中選一個男生、表兄弟姐妹中選一個女生等等。喬斯很高興地玩這個遊戲，他在每個欄位都填入至少一個小朋友之後，如果他想要的話可以再多加入其他小朋友。這些分類他能理解，過程也讓他覺得合乎邏輯而且可以預測，這個架構簡化了原本龐大嚇人的一堆決定。簡而言之，喬斯感覺到他能掌控。

必須感覺到能掌控，這也解釋了與自閉症有關的另一個更令人困惑的難題：飲食習慣。父母經常會納悶為什麼他們的自閉兒會對食物那麼挑剔，有些孩子只吃某些顏色的食物（通常是土黃色），或是盤子裡的花椰菜如果碰到雞肉的話，就不吃了。在我工作的一所自閉兒學前班裡，每個孩子對三明治都有不同的喜好，但大部分的孩子在午餐的時候，一定會先檢查三明治裡的內餡，確定沒有偷偷加入他們不喜歡的配料。有一個叫布萊恩的男孩不吃起司，如果被他發現他媽媽偷塞進起司，哪怕只是一點點碎末，他都會仔細挑出來。

通常這些偏好都跟感覺障礙有關。小孩子會討厭某種食物的口感，或是它的溫度、氣味或味道。他們對食物的選擇、食物的搭配，以及吃飯的習慣，都是他們行使掌控的方法，好讓這個世界感覺更安全、更可以信賴。

事實上無法口語表達的自閉症人士，往往都透過他們對食物的偏好來溝通。十五歲的榮恩正是一例，他是我在第二個夏令營工作時遇到的，當時我年僅十九歲。他是一個身材魁梧的青少年，不會說話，除了在高興或悲傷之外，平常很少發出聲音。在炎熱的八月天裡，他穿雙未繫鞋帶的黑色軍靴，甚至還穿短褲。榮恩有許多小習慣來幫助自己感覺踏實，從小木屋到餐廳的路上，他總是步履沉重地走在石子路上，中途停下來搓揉某一棵楓樹的樹皮，然後喃喃自語。他也很喜歡把手指放在眼睛旁邊舞動，同時開心地發出尖銳的聲音。我深受榮恩的泰然自若以及注意到每日例行公事的細節所懾服。

我在第一天到職時，一位認識榮恩的輔導員告誡我，絕對、絕對不可以給榮恩含有美乃滋的食物。到了第二天中午，我正努力做好我的新工作，沒有多想就把午餐迅速地發給每個人。我把一碗馬鈴薯莎拉放在榮恩面前，然後轉身，突然感覺有東西掉到我頭上，原來榮恩把馬鈴薯莎拉倒在我頭上。那並不是暴力或侵略性的行為，他只是在提醒我他的偏好，拒絕我給他的食物來維護他的控制感和人格；那是他用自己的方式在說：「我是榮恩，歡迎來到夏令營！」

在人際關係中掌控

面對令人困惑或無力應付的世界，自閉兒總是努力想掌控，通常也包括人際關係方面。米格爾和威廉都是念幼稚園的自閉兒，兩人似乎感情很好，經常黏在一起。但後來他們的老師表示擔心米格爾開始出現惱人的行為，他幾乎寸步不離地跟著威廉在教室和操場到處走。「有時候他命令威廉坐在他旁邊，」她告訴我：「現在威廉都會把他推開，他不想跟米格爾在一起。」

我們永遠都應該探討「為什麼？」所以我以顧問身分與老師會面時，我詢問米格爾最近是否有什麼地方不一樣，或許在家發生了什麼不尋常的事。事實上發生的事是：米格爾的父親在滑雪時發生意外，跌斷了腿，因此在醫院住了好幾天。米格爾在家裡的例行常規突然被打破，他的父親不在家，當他母親去醫院探視時，必須把他交給保姆照顧。在他的感覺裡，事情突然發生劇變，他每天仰賴的人都不可靠了，所以難怪他想掌控他可以依靠的，也就是緊緊抓住他認為他可以倚靠的關係。

建立信任

約拿的老師表示，約拿自從上了中學之後就諸多不適應，並跟同學和老師愈來愈疏離。他沒有真正的朋友，在教室上課時總是趴在桌上。

他是一個聰明、表達能力強的孩子，在小學時期表現得很不錯。當他願意與我談話時，他告訴我他經常感到悲傷。他不喜歡他的老師，而他的同學們以前似乎很喜歡討論他的興趣：恐龍、棒球和電動玩具，現在也不討論了。

「學校有你可以信任的人嗎？」我問。

「才不可能！」他說。

我問他，他認為要怎樣才能交到一位可以信任的朋友。

他回答：「認識一年，並且至少到我家和對方的家四次。」

就像許多泛自閉症人士一樣，信任是約拿很大的問題，也因此讓他很難與人建立關係。在我的經驗中，幫助自閉症人士應付一個他們覺得困惑、不可預測、難以招架之世界的重要關鍵，就是發展信任的關係。很多自閉症人士不斷地感受到誤解：他們誤解別人的行為，而他們自己的行為也時常被同學、教師、陌生人甚至親近的人所誤解。這種誤解愈常發生，他們就愈不容易信任別人，並且愈可能封閉自我，覺得「我幹嘛還要努力嘗試？」在像是從小學轉換到中學的改變時期，時間表通常會有改變，人際關係也會變得更複雜，很難知道什麼可以倚賴，或誰可以信任。

那就是為什麼此時很需要他們生命中的其他人（父母、老師、同學、醫療人員）多下點工夫來建立信任關係。我從自身多年的經驗以及泛自閉症人士的朋友身上學到，我們不是去要求或強迫自閉症人士改變，而是我們自己必須先改變。當我們改變的時候，自閉症人士也會改變。

但往往是出現相反的狀況：在自閉症人士身邊的人非但沒有解除他們的壓力，反而增添他們的焦慮和恐懼。

我們不斷地給予「你必須改變」這個訊息，就是在無意間傳達出「你做得不對，你把事情搞砸了」的訊息，於是我們摧毀了自尊，最重要的是，也摧毀了信任。孩子無法信任其他人會給予體諒與支持，孩子無法信任這個世界是安全的地方；於是，焦慮就加重了。

我們可以做些什麼來幫助自閉症人士強化信任關係？

● 肯定溝通的努力：信任關係的一項核心要素，就是感覺另一個人在傾聽你的心聲。雖然自閉症人士通常都不是用說話來溝通，或者就算說話，也是用獨具一格的說話方式，所以周遭的人必須很努力地傾聽、肯定，並且可能的話務必予以回應。這通常需要極大的耐心，而唯有這樣，才能帶來進步的可能。

● 分享掌控，建立自主性：想像一個婚姻：如果伴侶中的一方感覺另一方總是想當老大，發號施令，其實真正受害的是信任。我們不應該強加外在的控制，而應該提供選擇權，給自閉症人士發言權，來安排行程表、活動以及他生命中的重要層面。當他感覺受到尊重，並感覺到有掌握他自己人生的權力時，他就會對周遭的人更信任。

● 承認個人的情緒狀態：當自閉症人士感覺情緒失調時，他們有時候會出現被認為不恰當或破壞性的行為。我們不應該去責怪他們，而應該暫停一下問自己：「這個人現在有什麼感覺？我可以做什麼事來減輕其焦慮？」如果我們做出適當的回應，就能夠減緩焦慮，而非加重焦慮，進而建立信任感。

- 表現得可靠、值得信賴且清晰明確：自閉症人士往往覺得社交情境令人困惑，也很難去解讀別人的社交行為的微妙之處。我們必須多花點時間和精神去解釋約定俗成的社交規則，以及為什麼這些規則會存在。單單述說這些規則是不夠的，尤其是對那些語言程度高的人。如果自閉症人士覺得這些規則不合理，她可能會覺得惱怒並抗拒遵循。然而，我們若多花點時間去討論為什麼這些規則會存在，以及我們所有人都必須遵守，就表現出更大的尊重。當我們清楚表明我們的意圖，並且態度一致，就能一點一滴地建立信任感。
- 慶賀成功：那些協助自閉症人士的人（也包括一些父母），常常過度注意有問題的地方，具有挑戰性及困難的地方。我們很難去信任一個一直用負面評論或批評來回應你的人，或是一個不斷想改變或矯正你的人。人生已經夠艱難了，不需要有人一直叮嚀你做不到的事，或你做錯了什麼事。當我們專注成功時，我們就能建立自尊，並且增強孩子對我們、其他人以及這個世界的信任能力。

5 情緒性記憶

我曾經造訪水牛城的一所學校，在十幾年前我曾以研究生身分在那所學校工作，協助陪伴過好幾位自閉兒。走到熟悉的走廊上，我想到以前曾相處愉快的孩子，很想知道他們怎麼樣了。當我進入一間附有小廚房的教室時，有幾個十幾歲的孩子和年輕人正在一起做早餐，其中一位學生，大約十八歲，身高超過六呎，精力充沛，從遠處一看到我，就立刻認出我來，露出微笑，踮起腳尖跳著，然後看著我搖晃並興奮地說話。

他的老師注意到他的反應後，便走向我。「我知道你以前在這裡工作，」她說：「你認識伯尼嗎？」

我確實陪伴過一位叫做伯尼的男孩子，當時他只有六、七歲。

老師喊了那位年輕人：「伯尼，過來這裡，我要讓你見一個人。」

伯尼又露出微笑，很興奮地蹦蹦跳跳過來。很顯然他認得我，但他打招呼方式可一點都不傳統。「是貝瑞！」他緊緊抱著我說。「現在坐下來，這樣我們才能綁鞋帶！」

過去的記憶立刻湧現：幾年前我就在伯尼的教室裡工作，我要負責的其中一個任務就是教他綁鞋帶，教了好幾個禮拜。

「現在坐下來，這樣我們才能綁鞋帶！」

另外還有一個故事：路易斯聯絡我，因為他和妻子對他們四歲大兒子胡立歐的怪異習性感到不解。每次他們開車經過某個停車號誌，然後停下來時，他們這位不會說話的孩子就會陷入驚恐，突然尖叫，然後用拳頭打自己的頭。「我們很難過，」路易斯告訴我。「這會是什麼原因造成的？」

我自己也很困惑。「你們能避開那個十字路口嗎？」我問。

「不行。」路易斯說。那個十字路口是他和他妻子的必經之路，所以很難完全避開。

我一時沒有答案，但我提醒他，父母都必須扮演偵探的角色；我建議他不要排除任何可能的關聯。

三天後路易斯又再度來電。「我想我們找到答案了。」他說。他告訴我在胡立歐更小的時候，他曾經發高燒，燒到很嚴重，後來變成嚴重脫水。父母帶他到一家診所，為了插入靜脈注射管補充流失的液體，醫護人員不得不把他壓住，帶給他嚴重的恐懼及恐慌。

路易斯把這兩件事連結起來：讓胡立歐突然驚恐尖叫的那個十字路口，有一棟白色大樓，很像胡立歐就醫的那間診所。或許他對之前的事件有如此驚人的記憶，只是看到類似的大樓就引發出這個可怕的記憶。

正如伯尼被帶回學習綁鞋帶的開心時刻，胡立歐也突然憶起驚恐和劇痛的時刻，彷彿往事重現；看見白色大樓就足以引起嚴重的恐慌發作。

情緒性記憶的衝擊

這兩個故事，一個快樂的回憶，一個可怕的記憶，顯示出情緒性記憶對自閉症人士的強烈衝擊。當我們想到記憶時，我們通常會想到實際情況：我們所擁有關於該經驗的客觀、不帶偏見的訊息，還有我們所遇見或認識的人或地方等。但除了實際狀況以外，我們還會有對於這些事的情緒記憶。我們在腦中無意識地將情緒附著在記憶上：快樂、難過、痛苦、沮喪、喜悦和壓力沉重。

我們多多少少都有過這種經驗。當我聽到《月河》（Moon River）這首歌時，憂鬱的情緒就會充滿我的心。那是我母親最喜歡的一首曲子，她在我十二歲的時候就去世了，已經五十年了，我到現在還可以聽到她在唱歌。更常見的經驗是參加高中同學會，看到一位同學，你忘了他的名字，但卻清楚記得你喜歡他或不喜歡他。實際狀況或許很容易遺忘，但連結的情緒會深深地植入。我們全都是這樣運作的，如果對人或地方或活動有正面的記憶，我們就會為之吸引；如果我們有負面、充滿壓力的記憶，我們就會避之唯恐不及，只要一想到就會引發不舒服的感覺。

這一切在自閉症人士身上都會被放大，他們的記憶力通常都很強。雖然只有一小部分的自閉症人士擁有像電影《雨人》裡面那種專家級的記憶，但很多父母和老師都對他們的小孩和學生的驚人記憶嘖嘖稱奇。通常這些孩子對於生日或地理或他們自己生活中的事件，有特別強的記憶。在幫助自閉症人士時，有件很少被討論但卻很需要了解的事，就是情緒記憶的重要影響，不管是好的記憶或不好的記憶。

這是一個完美風暴：一個小孩對過去有很強的記憶力，而由於神經系統的障礙，以及因為自閉症本身具有的困惑、社交上的誤解以及感官問題，她也比一般同儕累積更多有壓力的經驗。那就是為什麼一個看似細微的聯想（例如看到一棟白色大樓，或是一位以前老師的臉）就可以引發似乎不成比例的劇烈反應。

記憶如何解釋行為

當我們發現一個人的行為令人費疑猜時，通常是因為站在我們眼前的這個人被困在一個深刻又鮮活的記憶中，彷彿事件又重現一樣。當伯尼開心地憶起我們綁鞋帶的共同經驗，他並不是在回想久遠的過去，那些記憶非常強烈且無法抗拒，彷彿他人就在過去那個時侯、那個地方。

當一個小孩子突然情緒崩潰，或是毫無預警或明顯理由就陷入極度恐慌時，其中可能有一個理由是未被發覺的負面情緒記憶，就像胡立歐一樣。當然這個小男孩並不想要被推回在診所時的痛苦時刻，但他陷入這樣的狀況：痛苦地尖叫、情緒不能控制、由於見到白色大樓而充滿恐懼。這些反應很可能沒有預警，焦慮或恐懼並非逐步增加，讓父母或老師可以在事情惡化之前伸出援手。情緒性記憶並不是這樣運作的。胡立歐無法覺知他就醫是在好幾年之前，是在不一樣的環境下，而現在已經是不同的時間和地點了。視覺畫面引發記憶，而他不知道該怎樣關掉。

簡單如一個名字就可能引發記憶。米格爾是一位十一歲的自閉兒，他的口語溝通能力很有限，但當他母親萊絲莉告訴他，她要僱請一位名叫珍妮佛的新助手在家裡以及學校幫忙他，他立刻說話回應：「不要珍妮佛！」他告訴她：「不要珍妮佛！」

他根本還沒見過那位小姐，因此他母親不明白他為何會有這麼強烈的反應。過了一段時間萊絲莉終於想通引起他爆發的原因了，米格爾在幼兒時期，曾有一位叫珍妮佛的保姆，萊絲莉對她很不滿，最後把她開除了，而之後米格爾透露那個保姆曾對他動粗，他很努力地說出：「珍妮佛打米格爾！」雖然這位新的珍妮佛不是之前那一位，但米格爾一聽到名字，就觸發起一個他揮之不去的情緒性記憶。

在我的工作上，我遇到許多僅僅一個字詞就能驗證出自閉兒過去所受創傷的實例。有些孩子聽到有人提到「貝瑞醫生」時，就變得極為焦慮，並不是因為我曾做過什麼事，而是因為「醫生」這個詞。

比利是一位八歲大的自閉兒，我有一次去比利家做家庭訪問，我在客廳等候，他的父親呼喚他過來：「貝瑞醫生來了！」

這個小男孩沒有過來迎接我，反而大叫：「不要打針！不要打針！不要貝瑞醫生！不要貝瑞醫生！」

比利從來沒見過我，但單單聽到「醫生」這個字眼，就引發他去看醫生時負面的情緒性記憶。我努力向他保證一切都很好，但他非常生氣，逃到浴室去，還把門鎖起來。我們在門外可以聽到他在尖叫，然後抽泣：「我不要打針！我不要打針！」

他的父親努力安撫他：「寶貝，貝瑞醫生不是打針的醫生，他是遊玩的醫生。」安撫了十分鐘才讓他安靜下來聽我們說話。我們可以聽到他大聲地對自己說：「貝瑞醫生不是打針的醫生，他是遊玩的醫生！」他好不容易從浴室出來，後來我們有個愉快的會談過程。

萬一比利不會說話，或者，他不是說「不要打針！」而是說一些別人聽不懂的話語，那會怎麼樣呢？我的來訪突然讓他出現恐懼反應，原因將永遠是個謎，要找出答案勢必要多花一些偵查的工夫。

事實上，情緒性記憶完全不需要任何字眼。語言治療師娜歐米沒辦法讓八歲大的麥克斯進入她在學校的辦公室，原因她很清楚：有一次治療開始之前，她必須到麥克斯的教室去接他過來，當時是非常冷的冬天，而且由於這孩子有知覺障礙，他只穿襪子不穿鞋，他們兩人沿著鋪了地毯的走廊（她用走的，而他是拖著腳步）來到她的辦公室，她叫麥克斯去開門，麥克斯的手一碰到門把時，嗞！他被靜電嚇了一跳。雖然沒有危險，但仍然受到了驚嚇。

之後好幾個星期，麥克斯說什麼也不到她的辦公室了。當他不得不經過走廊時，他會用背靠著另一邊的牆走，好像門把會咬他似的。娜歐米花了三個月的時間才讓他克服那個負面的情緒性記憶，重新進入她的辦公室做治療。

為什麼她無法說服他呢？對自閉兒來說，情緒性記憶的反應是出自本能的，這些孩子通常缺乏理解情況的能力，也沒有能力提醒自己，雖然某件事曾經發生過，但並不表示它還會再發生。別的孩子或許能夠考量事情的來龍去脈：喔，我曾被電到，那是之前發生的，但不會再次發生了，就算再次發生，也沒有那麼嚴重。他甚至會因為好奇而想再試一次。但對自閉兒來說，記憶已深深烙印在腦中，無法去除。

同樣的經驗也發生在史蒂芬身上，他秋季轉到一所學校，已漸漸適應新環境了，結果發生了一件意外：火災演習警報器響的時候，史蒂芬正好站在警報器下面。史蒂芬有知覺障礙，對於噪音特別敏感。揮之不去的陰影，讓他經過了好幾個星期之後，才肯再進入學校。

任何事都可能觸發情緒性記憶

大多數自閉兒的父母都知道，要事先預防情緒性記憶的觸發，幾乎是不可能的任務。通常我們帶著善意說出來的話，卻在無意間觸發了一個本能上的強烈反應。我去學校為當時七歲的史考特做診斷，我到體育館看他在跑道上跑步，當他跑到我旁邊時，我本能地微笑著說：「好棒，史考特！」

他停下來，生氣地瞪著我：「不要『好棒』！」他嚴厲地說：「不要說『好棒』！」

他只是目中無人而已嗎？或者是用獨特的方法在宣示掌控權？

當他又跑了一圈過來時，我克制自己保持沉默；但又跑完一圈時，我什麼都沒說，只是伸出拇指比了個讚的手勢。史考特又停下來怒視我：「那代表『好棒』！」然後又重覆：「不要『好棒』！不要『好棒』！」

後來我終於知道為什麼我無害的加油舉動會讓史考特如此不悅了，原來他在前一年接受一位信奉傳統方法的行為治療師的療程，方法就是坐在桌前好長一段時間進行教導練習，治療師會用讚美很有形的獎賞來鼓勵正確的行為，她最常說的話就是：「好棒！」但史考特很厭惡那些教導療程，因為覺得被完全操控。當我在體育館說「好棒！」時，我的目的是釋放善意，但對史考特來說，這讓他回想起那段討厭的療程。如果我要用「好棒！」或是拇指比讚這一套來對他，是沒有用的，而他就是想讓我明白這點。

但孩子並不一定都能這麼清楚地表明他們討厭什麼。學校剛開學不久，一位二年級的老師不懂為什麼她的學生愛麗絲總是在將近十一點半的時候，開始嚎啕大哭，並變得很依賴。愛麗絲不會說話，沒有人知道為什麼她會這麼難過。老師懷疑是不是肚子餓了，於是給她點心，但沒有用；老師試著調整上課的活動，但愛麗絲依然不高興，每天都是如此，令人非常困惑。

我被邀請來處理，於是我去請教愛麗絲前一所學校的老師。我一描述愛麗絲的狀況，老師立刻有了答案。「去年，每天十一點半的時候，我們都會帶愛麗絲去操場玩，讓她盪鞦韆。」她告訴我。這是在那麼長的一個上午結束之前，讓她可以放鬆、平靜的方法。如果外面下雨或下雪，也會有人帶她去體育館盪鞦韆，每天的十一點半，就是她的盪鞦韆時間。

謎底揭曉。愛麗絲沒辦法溝通，但對於盪鞦韆這個活動有強烈的正面情緒記憶。雖然經過了一個暑假，而且又換了新教室和新老師，她依然將在校的這個時段與盪鞦韆的正面情緒連結在一起。不管她自己有沒有意識到這跟前年時間表的關聯，都清楚顯示了情緒性記憶所扮演的重要角色。

我在同事的兒子麥可身上也看到類似的情況。麥可有很多種自言自語的方式，有一次我開車載麥可去溜冰場，他坐在乘客座上開始與一位醫生進行單向對話。「波伊爾醫生，很高興見到你！」他對著空氣說話。「你好嗎，波伊爾醫生？我們今天要做什麼呢，波伊爾醫生？」

我正巧知道他所提到的那位醫生已經去世了，所以我問：「麥可，波伊爾醫生在這裡嗎？」

「不在，貝瑞醫生，」他微笑著。「我是在假裝我在跟他講話，因為波伊爾醫生是很親切的人。」

這跟一般人回憶起與一位已逝世者的愉快經驗沒什麼兩樣。麥可毫不壓抑，也不擔心別人會怎麼想，所以他大聲說出對話，而我剛好有這個榮幸目睹他的正面連結。

創傷後壓力症候群（PTSD）的經驗教訓

雖然我們都會有情緒性記憶，但對我們大多數人來說，這些記憶並不會讓我們不知所措，或嚴重地影響我們的生活以及我們的身體功能。所以當父母和老師看到他們的孩子和學生，對於負面的情緒性記憶有如此極端的反應時，他們有時會懷疑孩子是否有某種形式的創傷後壓力症候群（Posttraumatic Stress Disorder, PTSD）。創傷後壓力症候群是負面的情緒性記憶最極端的一種形式，是當一個人經歷了嚴重創傷之後的不幸後果，這些創傷包括了：目睹或本身遭遇暴力事件、遭受身體虐待或性虐待，或者經歷過可怕的車禍。

兩者之間有所不同，但也有相同之處。當記憶一直不斷地出現或造成失能時，就會被診斷為創傷後壓力症候群。大腦研究顯示，大腦處理情緒性記憶的地方是在邊緣系統內的杏仁核，邊緣系統是負責處理記憶和情緒的結構。身處在能讓一個人回憶起創傷事件的情境下，可能會觸發壓力荷爾蒙的釋放，導致杏仁核過度反應，而釋放更多的荷爾蒙，結果是：嚴重的情緒壓力化作紛亂不止的思緒、憤怒和高度緊張的形式呈現出來。

這就是為什麼從戰場歸來的軍人可能會突然又回到最痛苦的時刻，感覺像是重新經歷那一幕，而不像是在回憶遙遠的事。我們或許看到這個人在自己家中的客廳裡，但在他的心智上，他已經回到巴格達了。

一般認為，自閉兒的情緒性記憶並沒有像創傷後壓力症候群所造成的傷害那樣大，但經常讓父母和老師百思不解的行為驟變，其原因通常就是這些情緒性記憶。而針對創傷後壓力症候群的研究，也可以為父母和專家提供寶貴的經驗，讓他們更有效地幫助自閉兒克服負面的情緒記憶。我們必須了解的一個重要關鍵是：一旦你有了創傷性的記憶，你沒辦法輕易地抹除，它會一直縈繞在腦中；用電腦來比喻的話就是，你沒辦法把它從硬碟裡刪除。只要一個相關的字句、影像或味道，就有可能會觸發這個記憶。

假設你與一輛紅色的富豪汽車發生了嚴重的衝撞，之後你看到任何紅色的汽車靠近，都可能會讓你產生極度焦慮。但你看了三個月的紅色車輛經過都沒有發生意外，你就會漸漸有安全感，恐慌感也慢慢減輕。這並不表示那段記憶消失了，只是代表記憶被削弱了，並由更正面的或至少是不帶情緒的記憶所取代。同樣地，孩子的正面記憶也可以覆蓋痛苦和難熬的記憶。

父母和其他人有時候可以幫忙創造正面情緒的記憶。安娜是個學前班的幼兒，她對浴室很恐懼。她嚴重的腸胃道毛病，讓她痛苦不堪。在家裡對她進行坐馬桶訓練時，她被迫必須在某些特定的時間坐在她的兒童馬桶座上，讓她覺得很不舒服。後來飲食的改變幫助她克服了腸胃問題，但對馬桶的恐懼依然存在。為了幫助她克服這個問題，她父母就在浴室裡播放她喜歡的音樂，跟她一起在裡面唱歌，並讓安娜看她喜歡的書。過了一段時間，這些愉快的記憶終於成功地改寫了她的痛苦記憶。

如何判斷問題是否出在情緒性記憶？

你如何知道負面情緒記憶是孩子某個行為的背後原因？這不是那麼容易的事，通常要找出行為背後的原因，總是需要做點偵察的工夫。以下列出三個值得注意的重要線索：

- 孩子表現出一種不知從何而來的強烈行為反應。
- 孩子不斷地表達對某個人、某個地方或活動的恐懼或焦慮。
- 孩子出現仿說，一直重覆有關某個人、某個地方或活動的字句。

如何幫助對治情緒性記憶

幫助自閉症人士克服負面的情緒性記憶最重要的原則，就是承認及尊重她的經驗，並提供穩定情緒的協助。通常父母和老師都有相反的直覺，雖然抱著最大的善意，但有些人選擇忽視這個問題，希望問題會自動消失；還有些人會試圖用安撫的話：「喔，別擔心那個。」來讓孩子的經驗縮減到最小。

但是這些方法對這個孩子並不尊重，他們不把這些挑戰當一回事，他們也不教這個孩子該用什麼方法來保持情緒穩定。從實際層面來看，這種作法根本沒用。這個孩子不覺得被理解和被支持，只感覺被棄之不顧，而甚至會變得更焦慮。

當我們了解某些負面記憶在困擾著孩子，應該要避免去觸發這些記憶，避開會造成問題的情況或是人。如果你知道吵鬧的房間會讓孩子焦慮，就應該小心避免；如果你曾目睹某個電子玩具的聲音讓一個小女孩一看到就遮住耳朵，那就把玩具拿走，並在問題變大之前就讓她知道，玩具不會再出現了。

但焦慮的源頭通常都是避免不了的，如果是這樣的話，最好的辦法就是尊重這個人，不要強迫他做任何事。喬治和荷莉住在一個有很多主題樂園的地區，他們有一個自閉症女兒，叫艾美，以及三個一般小孩。那三個孩子很喜歡去主題樂園，也很常去，但艾美不敢去，大多數的遊樂設施都讓她覺得太恐怖，而且聲音大得無法忍受。而全家開心出遊，若少了一個，又怎會開心呢？

艾美的父母不強迫她去，而是給她掌控權。他們讓她選擇可以一起去，但不用玩任何設施；還給她看旋轉木馬和美食街的照片，這兩樣是她最喜歡的。他們幫她帶了在學校使用的隔音耳機，當他們看到艾美開始焦躁不安時，媽媽會問她：「妳要不要戴耳機？妳想要離開了嗎，艾美？要回去了嗎？」如果艾美說她想回去了，他們也會尊重她的決定。他們下一次再來到主題樂園時，他們讓她帶最喜歡的動物布偶，還買了她最愛的點心，一切都以她為主。

他們就這樣去了五、六次，從來沒有勉強過艾美，每次都給予她掌控權。當她明白她是在行使自己的意志，而沒有人強迫她時，她就會覺得自在，並樂於前往。

這種漸進式的授權方法可適用於各種令孩子無法忍受的狀況：擁擠的自助餐聽、教室、保齡球館等，任何他們以前覺得一刻都不能忍的地方。就我的經驗而言，強迫面對只會造成新的恐懼和焦慮。

創造正面的情緒性記憶

另一個有效的方法，就是設法將負面記憶轉換成正面記憶，也就是找到方法可以讓與負面情緒記憶有關的地點或活動，變得更令人感覺開心和自在。舉例來說，對於自閉症人士而言，看牙醫通常是痛苦難熬的：強光照在臉上、動彈不得、無法預測接下來會發生什麼事，而且可能曾在過去看診時感受到疼痛過。一般人會理解這個經驗的來龍去脈，也能了解雖然有那些狀況，但牙醫的技術還是很高明的，不會有意傷害病人，而且為了保持健康，看牙醫是很重要的；我們能確定自己很安全，可以閉上眼睛，或緊抓著椅子的把手，或者轉移思緒，來平撫不安的情緒。

但是，當自閉症人士開始情緒失調時，她沒辦法用同樣的方法來平撫情緒。她可能會有「打或逃」的反應：要不為了保護自己而奮戰，就是完全避開那個狀況，或設法逃走。

這兩種對付看牙醫的方法，正好可提供經驗教訓，幫助自閉症人士去面對各種挑戰。

馬奎斯是個十四歲的自閉兒，他通常只能說一到三個字的話，大部分是用圖片來溝通。他每次看牙醫都會引發極大的焦慮，嚴重到他母親根本連牙科的門都沒辦法帶他進去，但她很了解該如何提供她兒子所需要的支持。她揹了一張搖椅放在候診室，讓馬奎斯（或跟他有同樣需要的人）可以在等候時讓心情平靜。她還幫兒子帶了音樂和耳機，而馬奎斯也帶了自己最喜愛的玩具：史瑞克公仔，讓他在等候時把玩。最後她跟牙醫見面，告訴他該怎麼做、動作要慢一點，並用正面的語言告訴馬奎斯接下來是什麼，讓他更有心理準備。馬奎斯的媽媽知道他不可能不看牙醫，但她不是直接強迫他去看，而是幫忙讓牙科診所變得更溫馨，讓他可以感覺情緒平穩。

另一位自閉兒的母親把這個方法發揚光大。身為口腔衛生師的她，與另一位同樣也是口腔衛生師的母親，以及一位牙醫，三人合作開了一間專為有自閉症或知覺失調症等特別容易恐懼或敏感的孩子所設的診所。他們第一步目標就是降低來看診的疑慮：在網站上展示診所的照片，以及診所工作人員的照片，還有病人會進行的一步步的過程，也都用照片清楚展示。不只是在約好的診療時間，而是每周有一個下午，他們都佈置玩具，歡迎病人和全家人一起過來玩，與診所員工見面。簡言之，他們在一個可能會引發不安的地方，減少不確定感，創造正面的情緒性記憶。

在學校服務的治療師，經常會遇到拒絕配合且貌似過度焦慮的孩子；其實，有時候問題是出在這個空間。孩子可能會在同一間辦公室或同一張桌子，與另一位治療師或老師進行療程，但結果發現療程本身不但沒有幫助，反而成了孩子焦慮的源頭。每當療程的時間到時，孩子會大叫：「不！不！不！」並攤在地上。

解決之道是：創造正面的情緒性記憶。無論如何，讓孩子可以選擇兩件最喜愛的玩具，先讓他們玩五到十分鐘。跟隨孩子的帶領，讓她盡情地在這個空間活動，好讓她對這裡慢慢建立更正面的感覺。讓來到這裡變成愉快的經驗，只能一點一點地增加些許難度。

還有更簡單的方法，特別是針對年紀更小的孩子：不要稱那是「上課」。很多治療師和老師都會這樣提及他們的治療時間：「上課時間到了喔，我們現在不能再玩了，該上課囉。」有時候我們投射出自己的擔心，認為這個療程對孩子是很艱難的。孩子一聽到「上課」或是感覺出我們的語調，就會觸發負面記憶的湧現。何不淡化情緒性的語調，並創造更正面、更開心的氣氛呢？

父母在家裡也可以用同樣的方法。一位母親抱怨，每天晚天要叫她五歲大的兒子朱達跟家人一起吃晚飯，已經變成一項艱鉅的任務了。問題在於：他太沉溺在後院盪鞦韆，而對她的叫喚置若罔聞。我建議她從朱達的角度來想，當一個孩子聽到：「朱達！來吃晚餐了！」他的感覺是：他不能繼續他最愛的、讓他感覺開心的活動（盪鞦韆），而要去進行另一個比較討厭的活動（乖乖坐著不動、聽別人說話）。

「晚餐有沒有什麼部分是他喜歡的？」我問。

他母親告訴我朱達很喜歡吃他的「摩登原始人」兒童維他命。

「明天，」我說：「妳在叫他的時候，手上拿著那瓶維他命。」

隔了一星期她回報，這個視覺暗示奏效了。當她拿著那瓶維他命呼喚朱達時，他從她身邊飛奔進入屋子，覆述著：「來吃晚餐了！」然後坐在他的座位上。可能有人會說這叫賄賂，但並不是，這是一種將晚餐與正向情緒連結的視覺暗示，而這也會開始形成一系列的正面記憶，讓餐桌成為朱達更嚮往、更開心的地方。

當然，幫忙創造一個充滿正面記憶的人生，是所有方法中最有效的。身為父母和專家的我們可以做的是：提供選擇而不強加控制；鼓勵孩子的興趣，尊重他的專長，而不是去改變他；讓學習、上課和生活變得開心有趣。當我們這樣做的時候，我們的孩子、青少年，以及有自閉症的成年人，都能減少很多負面的情緒性記憶，使他們更能夠接納生命所帶來的喜悅。

6 社交理解力

幾乎所有有口語能力的自閉兒的父母，都有過類似以下的經驗：五年級的菲利普剛好學校教到人的身體，他很認真聽課，了解飲食、運動，以及如何照顧身體的許多方法。在同一周內，他的父母帶他去看電影，結果售票亭前面大排長龍。菲利普很興奮地利用機會展現他剛學到的知識，他沿著隊伍走來走去，指著每個人大聲說：「那個人是胖子！這個人是瘦子！那個女人很矮！那個男人過重，他可能會早死！」

菲利普的父母在分享這件事的時候，把兒子的白目當做是有趣的事來談，但在事情發生的當下，他們可笑不出來。

另外一個例子是阿里，他才剛上高中，很努力在學習如何跟人談話。

就像很多有自閉症的人一樣，阿里習慣詳細訴說他自己有興趣的主題，但卻從不問問別人是否感興趣。我給他幾個建議，告訴他如何問問題以及聽出別人想討論其他事的暗示，但我可以從他的表情看出，他的挫折感愈來愈深了。「其他人可以辦得到，」阿里最後終於說：「但我不容易辦到。」

「為什麼呢？」我問。

「因為，」他說：「其他人都有讀心術，知道別人在想什麼。」

這就是阿里對社交世界的理解，他深信朋友和陌生人是用各種他不了解的方法在互動。一般人能如此輕易做到，他唯一能解釋的就是，他們天生就有心電感應，而他沒有這種能力。不然，還能怎麼解釋他的困境？

從某方面來看，這兩種經驗（菲利普在排隊時的舉動，以及阿里以為別人有讀心術）說明了自閉症人士與社交世界連結的兩種極端方式。社交世界有其潛藏的規則、心照不宣的期望，以及微妙的語言暗示，所有自閉症人士或多或少都覺得社交世界難以駕馭。有些人，就像菲利普一樣，對於社會習俗渾然不覺，他們沒有察覺到自己失言，也沒有意識到別人對他們行為的觀感。另外還有些人則相反，就像艾里，他們非常清楚有社交規範和期待這回事，但由於他們天生就無法理解，所以經常感到焦慮，而且當他們在努力適應這個不可捉摸的世界的過程中，也很容易覺得失去自信。

學習社交規範的挑戰

對於渾然不覺和過度擔憂這兩種人而言，他們的挑戰其實是同樣的問題。人類天生就有社交上的直覺，但自閉症對於這種直覺的發展有困難。

想一想我們學習語言的自然方法；並不是母親叫她的娃娃坐下來，然後開始解說文法或動詞變化。我們是直接在這個語言裡生活，然後在潛移默化中學會的。我們傾聽和觀察，然後架構出我們自己對語言的知識。用語言發展研究的術語來說，我們歸納出語言的規則，結果我們學習字詞的意義，以及如何使用這些字詞來表達複雜的思想。

社交規範也是這樣的，一般人歸納出微妙而無形的社交互動慣例。他們是從長時間的教導（「媽咪在跟爺爺說話的時候，請不要插嘴。」）以及在耳濡目染的過程中學會的。但對於自閉症人士而言，天生的障礙使他們難以觀察得到社會樣貌，也無法歸納出那些規範。他們可以去學習這些規範，但這就像成年人學第二種語言一樣，很難講得跟當地人一樣好。對其他人來說輕而易舉的事，他們卻需要付出某種程度的努力，也因此經常感覺到痛苦。

我最早認識菲力浦是在為他四歲大的自閉兒擔任家庭諮商師的時候。四十多歲的菲力浦是位成功的投資銀行家，並在成年時被診斷出有亞斯伯格症候群。他以優異的成績獲得一個頗負盛名的MBA學位，但他告訴我，跟社交世界纏鬥比起來，這根本不算什麼。「學習經濟學和財務，對我來說就像呼吸一樣容易。」他說。「但是到現在我還得靠看書才能幫助我了解人們，了解他們的臉部表情、社交手腕及言外之意。」

想像一下你第一次走進一家陌生的自助餐館。自助餐館有各種不同的形式，有些是先在櫃檯買單，然後拿個托盤到不同的食物檯選取你要的食物；也有些是你選好食物，放在你的托盤上，然後沿著動線走到最底去付錢。那餐具、調味料和飲料要去哪裡拿呢？每一家都不一樣。

當你第一次走進一家自助餐館，你如何學會這裡的規則？觀察其他人。你透過觀察其他顧客如何排隊、如何行動、到哪裡拿他們要的東西，來知悉這家店的隱藏規則。

但如果你有自閉症，你可能不會在那樣的情況下觀察別人，你可能會直接走去拿你要的食物，或許還會插隊，畢竟拿食物是你的目標。一個有自閉症的人或許知道有些規矩必須去遵守，但因為你不知道規矩是什麼，所以你可能會覺得茫然不知所措，或者你會困惑地四處尋找線索，但你不太可能會有衝動去觀察其他人的行為。

這就是社交世界給自閉症人士的感覺：就像一家陌生的自助餐館，其他顧客顯然都已知道規則了，但他們卻不知從何學起。

當然自閉症人士也是可以學會這些規則的，只是要藉由幫助。另一家類似的自助餐館則提供了幫助。我有一次到丹佛時，去一家附沙拉吧的餐館用餐，這家餐館有自己獨特的動線安排。當顧客進門時，就會立刻被指引到沙拉吧，然後在櫃檯付錢。接著來到另一個供應湯品、三明治和甜點的區域，這些全都包含在價格裡。第一次上門的顧客要如何了解正確的步驟？或許曾有一頭霧水的顧客不知該往哪裡走，所以餐館已經考慮過這個問題了，他們製做了視覺輔助來指導規則。他們張貼了圖示說明讓第一次來的顧客能了解流程：先從沙拉區開始走，然後付錢，然後自己去拿湯和甜點。彷彿每一個客人都有自閉症似的，餐館很貼心地提供步驟說明，好讓我們能夠明白。

在真實的社交世界裡，自閉症人士通常都只能靠自己，獨自在這個除了他們以外，所有人都能理解的世界中摸索。難怪羅絲·布萊波恩很喜歡如此坦率地說：「那就是我不交際應酬的原因。」另一位有自閉症的成年人：賈斯丁·坎納（**Justin Canha**）（請見第十章），也提出自己帥氣的直白評估。有一位朋友（也是泛自閉症人士）說他必須要有禮貌，賈斯丁微笑地回答：「禮貌最噁心了。」

另一個我們會考量但通常並沒有刻意去想到的社會因素，就是我們所置身的文化背景。當我到世界各國旅行時，我就注意到有好多社會互動的規則，是跟我們自己的社會大不相同。我有一次到中國大陸，為了感受當地文化，特地到廣州一家大型量販商店一趟。我在排隊結帳時，在我後面的一位婦女突然推了我一下，因為我前面有她認識的人，她要插到前面去，經過我旁邊的時候，還突然抓了我的肩膀，用力把我推到旁邊，也沒有停下來道歉。如果這樣的事發生在我們當地的量販店，她肯定要接受指責的；但我知道在中國，在人潮擁擠的地方這是很常見的，這種行為是正常的。我能夠從文化背景來看待（雖然我嚇壞了！）然後做出適當的反應，也就是說，什麼都不用做。

難以理解社交禮節

當自閉症人士表現出唐突或粗魯的行為時，或者當他們看起來就是在狀況外，那通常是因為他們神經系統的原因，讓他們很難考量到那些幫助他們解讀社交狀況的許多隱微因素。這種先天上的理解不足，會以各種方式顯現出來。麥可的家人偶爾會辦個周日烤肉會，邀請協助麥克的工作團隊，包括專家和老師。在聚會中，坐在餐桌上的麥可，顯然沉浸在自己的世界裡，有時候還會咯咯地笑了起來。即使他父母請他不要這樣做，他依然如故。有一次我造訪時他又這樣做了，我抓住機會想了解他的行為。「麥可，」我說：「你可以解釋一下什麼事讓你覺得這麼好笑？」

他指著桌子對面一位治療師。「是蘇西！」他說：「她的聲音很高很尖銳，讓我的身體覺得好笑。」

這位年輕女士紅著臉，尷尬地告訴他：「那，我想我以後在我們上課的時候必須把音調放低一點。」

麥可不知道自己造成別人尷尬，他只是客觀地回答我的問題：她的聲音很高很尖銳。他不明白最好不要在大庭廣眾下提到別人缺點的社交禮節。其他小孩子是怎麼知道的？父母可能會教導很小的孩子，但十二歲大的孩子已經會透過觀察，獲得許多經驗，進而了解不成文的社會禮節。

路克也是一個很早就出現社交障礙的例子，他的幼稚園老師說他不知道怎麼跟其他小朋友玩。路克玩的方式跟班上其他同學不一樣，他會去抓別的孩子並且攻擊他們。路克一直很乖巧，從來沒有攻擊性，而且基本上是個樂天的孩子，甚至他在把其他孩子拖到地上時，還帶著燦爛的笑容，所以很難立刻判斷他為什會變得那麼粗野。當我以顧問身分到他的學區探視時，我和他的父母以及幫助路克的教育團隊見面，他的母親提出了解釋。路克有兩個哥哥，他們在家玩的方式是比較粗魯的：會跳到對方身上，並且扭打在一塊，所以四歲半的路克就把這種玩的方式帶到學校。他無法從小朋友的身體語言或臉部表情判斷他們不喜歡這種粗野的遊戲方式，他也不了解在家裡和在學校適用不同的規則。

教導社交規範的矛盾

學校有很多明確的規定，自閉兒通常都很擅長遵守規定，尤其是有人向他們解釋規定，而且這些規定合情合理。事實上很多自閉兒都是嚴格遵守規定的人，甚至還會糾舉其他不遵守規範的小朋友，但真正難遵循的是不成文的微妙規則。奈德是我輔導的一位十歲男孩，每次老師在課堂上問問題時，他總是特別興奮，尤其是問到他最熱愛的科目。他如果知道答案，就會立刻脫口而出，為什麼不能展現他有多聰明、對這個主題多麼感興趣？他很喜歡地理，所以當老師拿出非洲地圖並請小朋友指出有哪些國家時，他立刻一個國家接一個國家毫無間斷地大聲說出來：「肯亞！坦尚尼亞！突尼西亞！」

在他的社交技巧團體裡，有關上課舉手的重要性，語言治療師曾給予奈德一些指導。「如果你舉手，」她說明：「老師會很高興，你的朋友也會很高興，因為接下來每一個人都有機會回答問題。」他學到的規則是：

如果我舉手，老師就會叫我。

當然了，問題在於，老師並不是每次都叫他。奈德會滿心期待且興奮地舉起手，克制住不要把答案直接脫口而出，但有時候老師卻沒有叫他。他學會了規則，但卻沒有學會例外，因此，當他舉起手而老師沒有叫他的時候，他的心情就會頓時跌到谷底，變得焦慮及難過。到了下一次的社交技巧團體時間時，治療師確實讓奈德從他的角度更精確地了解規則：如果我舉起手，有時候老師會叫我，但有時候老師可能會叫我的朋友。

在他實踐了幾個星期之後，我又來到他的教室探訪。我原先不確定他知不知道我在教室裡，直到老師問了一個問題，奈德立刻高高舉起手，然後轉過來叫我：「貝瑞醫生！我舉起手並不表示老師會叫我！」

奈德果真很努力地了解那個對他來說不合邏輯的規則：舉手到底要幹嘛？如果你舉手了，那老師為什麼不叫你？如果她不叫你，為什麼不清楚說出規則，解釋你為什麼沒有被叫到？奈德的經驗顯示教導社交規則的先天限制，以及我們會面臨到的難題。我們教一個規則，結果只是讓孩子遇到例外；我們教導例外，但卻忘了提到：一般而言，人們不會去談規則，他們只會去遵循規則。孩子非常想要做得正確，但有時候進入社交規則的世界只會帶來更多的誤解，甚至鬧笑話。

遵循規則也可能會產生困惑

我在剛開始進入這一行時，曾和一位學生助理合作，教一位名叫麥克的孩子如何正確地稱呼別人。當時是一九八〇年代初期，我們住在中西部的一個小鎮，禮貌是很重要的，所以我們教麥克在很短的時間內評估他跟這個人的關係，然後使用合適的稱呼：同儕用「兄弟」，女人用「女士」，男人用「先生」。

這一切對麥克來說是很大的挑戰，因為他不只是背下這些詞彙就可以了。這個過程涉及了一個主要的挑戰：考慮一個人的特徵，例如性別和年紀，以及這些人在他生命中的位置是什麼。有一天下午我的學生很高興與麥克有很大的進步，給他看一張女人的照片，麥克會說：「女士」；給他看一張男孩的照片，他會說「兄弟」，每次都回答得非常正確。所以在上課結束時，他請麥克為我展現一下他新學到的技能。麥克看著我微笑，然後帶著困惑但滿懷熱誠地脫口而出：「嗨，兄弟女士先生醫生！」

麥克學會了規則，但在第一次有機會運用時，他卻太興奮且又不知所措，而不知如何運用，但更為明顯的是，他多麼努力在學習、這是多麼艱難的挑戰，以及他有多麼想跟我連結。到今天我都很珍惜那個綽號：兄弟女士先生醫生。

語言可能是了解人情世故的一個障礙，因為自閉症人士往往會照字面意思來解讀語言，而且我們通常都不說出我們真正的意思，那就是為什麼比喻、諷刺和其他非字面語言的使用，永遠讓他們感到困惑。

海倫注意到她九歲大的兒子柴克，有一天放學回家後似乎特別不開心，於是她問他為什麼。

「我不想要密爾斯坦老師死掉！」他說。

海倫很好奇柴克的四年級老師生什麼病了，所以請他解釋。

「我聽到她告訴歐康納老師說：『如果這星期再下一天雨，我就要自殺了。』」

珊卓拉跟她七歲大的女兒莉莎去逛街，要買生日禮物給莉莎的哥哥，莉莎選了一顆棒球。在回家的路上，珊卓拉提醒莉莎說在生日之前，生日禮物是秘密：「妳必須把它藏在帽子下（註：引申為保密的意思）。」當天稍晚，莉莎的父親進入她的房間，發現書架上多了一頂海灘帽，本來不是放在這裡的。當他伸手過去拿的時候，莉莎大叫：「不，不能碰！那是秘密！」

即使簡單的交流也可能會導致意想不到的問題。一個孩子接了電話，對方問：「你媽媽在家嗎？」孩子回答：「在。」然後就把電話掛了。還有一個孩子不小心打翻了一罐油漆，把地上潑灑得到處都是，老師諷刺地說：「這可真是太棒了！」孩子以為他做得很棒。

直接的重要性

為了避免這類的問題，父母和老師在和自閉症人士的溝通上，應該盡可能直接。可以使用「理解檢查表」，也就是問那個人是否了解剛剛所說的，而不是假設他了解，並且如果有必要的話，再多解釋一下。直接的請求永遠比微妙的暗示還有效果。「那些餅乾看起來很不錯。」這句話對普通人來說，是暗示你想吃塊餅乾的禮貌性說法；但若是對泛自閉症人士說的話，「請給我一塊餅乾。」會更有效。

對某些人來說，或許應該去解釋非字面語言的概念，以及教導某些意義不明顯的詞彙和片語的特殊含意。像「輕而易舉」（**“That’sa piece of cake.”**，字面意思為：那就像一塊蛋糕一樣）或「祝表演順利」（**“Break a leg.”**，字面意思為：跌斷一條腿。）字面意思很讓人困惑，這類的表達法應該要直接教導，就像很多從外語翻譯成英語的詞彙一樣。很多孩子會列出意義含糊的詞彙或片語，並經常和父母或老師複習。我們應該記住，這個問題的影響層面跟一個人的年紀、語言能力和社會經驗的不同而有差別。

我們也必須清楚我們自己所使用詞彙的意義。尼古拉斯的父母教他若有緊急事件可以打九一一，並告訴他緊急事件是指你或是別人發生非常不好的事。第二天晚餐時，他想要多吃一些甜點，但他的母親說不行，他就打九一一，告訴接線生：「這是緊急事件，我媽媽不讓我再多吃一些甜點！」就這個例子來說，他的父母最好列出緊急事件的範例：火災、車禍或是受了重傷。

有時誠實並非上策

社交世界極其複雜，無止盡的不成文規定、例外和變數。不管父母和專家如何努力教導孩子，我們永遠無法預期每一個可能犯的錯誤，即使我們（或我們的小孩）的立意極為良善。以瑞奇為例，他是一位有自閉症的青少年，也是一位才華洋溢的鋼琴師。有一次瑞奇自願為一個康復之家的住戶表演，他從來沒有去過這樣的機構，但他父母告訴他這是貼心善良的舉動，他們還告訴他，他會看到有些年長者有末期疾病和其他障礙，所以他的音樂肯定有助於提昇他們的精神。在演出的那一天，好幾十位住戶聚集在一間娛樂室聆聽，瑞奇在坐下來彈奏之前，先自我介紹，說自己很高興能夠來這裡，並加上：「我很遺憾你們有些人不久就會死了。」

瑞奇對他所見到的年長者懷有憐憫之心，但他未能了解如此直白地提醒他們死之將近，會被視為冷漠之舉。

我們也可以換個方式總結瑞奇的錯誤：他太誠實了。雖然我們的文化聲稱重視誠實及坦白，但與自閉症人士的互動讓我們了解，社交世界是多麼需要我們不誠實。

二十多歲的唐納在一家連鎖藥粧店工作，負責上架及服務客人：「我的經理告訴我，我是一位非常有價值的員工，但我的直屬上司不太喜歡我，他罵我混蛋。」

我問他為什麼，他告訴我一位老太太到店裡尋找一種電池，在上司聽力所及的範圍內，唐納建議，雖然店裡有那種電池，但她最好到附近那間五金行買，那裡種類多，價格也比較划算。

即使當他在敘述這件事的時候，他似乎還是不理解他到底哪裡得罪上司了。「我的經理告訴我們，身為客服部員工，就是要讓客戶信任，這樣客戶才會把我們的店當做他們最值得信賴的社區商店，」他說。「那為什麼我讓客戶信任我，而我的上司卻罵我混蛋？」

到底是為什麼？難怪阿里認為其他人可以偷偷讀別人的心思，對自閉症人士來說，努力去理解社交世界代表永遠活在一個困惑、混亂和沮喪的狀態。

誤解的壓力

我遇過無數誤解社交情境和行為的自閉症人士，甚至在有人為他們解釋過他們不理解的事之後，他們依然不明白。一次又一次地忍受那種經驗最終會付出代價。知道「我應該要了解這個，但無論我多麼努力，就是無法了解」會帶來挫折感、不開心和焦慮。很多人的反應是在社交場合中封閉自己，或是完全迴避。有些會轉向內在而引發憂鬱。他們自信心低落地問：「我為什麼不能理解這個？我到底怎麼了？我是笨蛋嗎？」

了解人情世故只是聰明的一種，你可能在其他許多方面很聰明，但卻仍然無法理解臉部表情和其他微妙的社交暗示。要了解人情世故，需要擁有提出多元智能理論的哈沃德．加德納（Howard Gardner）所稱的人際關係智能（interpersonal intelligence）。有這方面能力的人，可以在不同的社交情境下，評估其他人的情緒、慾望和意圖。當然，不太具備人際關係智能的人，也可能會有其他方面的才智，例如：音樂、數學或完成複雜的拼圖。

很多孩子知道自己的難處，會幾乎習慣性地為自己道歉，即使他們也不知道為何道歉。他們可能會以非黑即白的極端方式去了解社交規則，他們非常努力要去弄明白，如果他們懷疑自己沒有說出正確的話或做出正確的行為，本能上就會脫口而出：「抱歉！抱歉！」不論父母或老師向他們保證多少次，他們還是認為自己一定會犯錯，所以會自動道歉。

即使是對很普遍的社交互動都一直感到困惑，這表示當意料之外或完全不熟悉的狀況出現時，孩子很可能會出現突如其來的極端反應。在別人看來，他們的行為是輕率、突然或無法解釋，但這往往是已在孩子身上累積一段時間的沮喪和焦慮的結果。

班尼是十三歲的孩子，很少主動溝通。他念公立中學，但學習得很吃力，由於每天早上沉重的課業壓力，讓他到了中午總是變得很暴躁。當他跟表現負面情緒的人在一起時，也會覺得很痛苦。當自閉症人士在其他人身上發現強烈的情緒時（快樂、悲傷、興奮、緊張）時，他們會覺得困惑，彷彿他們自己也吸收那些強烈的情緒，但卻不明白為什麼有這種感覺。

正好在班尼每天習慣性地感覺焦慮和不耐煩時，學校的警報器響了。當他和同學們全擠在教室內和教室外時，班尼看到兩個男孩子在打鬧，無視於老師的指示。校長女士看到時，就站在班尼和男孩子中間，用手指指著他們，對他們嚴厲地責罵，強硬命令他們立刻跟同學一起排好。

班尼突然出現意想不到的反應：他過去推校長，還把她打到地上。更慘的是，班尼是個頗為壯碩的男孩，而校長只是一百六十米左右的女士。校長爬起來，撣一撣身上的灰塵，所幸她沒有受傷，但受到了驚嚇。之後她把班尼留校察看。

不久我以學區顧問身分前來跟她會面。「貝瑞，我承認我對自閉症的了解不夠，」她說：「但我們不能接受在學校出現這種行為。」她不只擔心自己，還擔心班尼的同學怎麼看待他的行為。

我試著解釋我對這個事件的理解，我認為那是除了班尼之外所有人都看不見的一連串滾雪球事件。甚至在警報器響之前，班尼就已經感覺到非常焦慮了。噪音加上火災演習的驚嚇，讓他比以往更失控。然後再加上校長的嚴厲責罵，這讓他感覺困惑及情緒失控。看到她這麼生氣，以及目睹被他視為攻擊性的舉動，令他覺得煩躁，所以他就衝動地做出反應。已在他身上累積的焦慮，加上火災演習，再加上校長跟男同學的衝突，正好觸發了他的引爆點。

解決之道並不容易，大家不可能預防得了所有會引發班尼焦慮的狀況。中學階段就是充滿了令人困惑和引發焦慮的狀況，我們能做的就是確保學校會盡一切努力來幫助班尼克服焦慮，使教職員工能優先注意到情緒失調的最早徵兆，以及當狀況突然發生時（當班尼被逼到極點時），支援系統能立刻就位，有人能夠立即介入處理。他的團隊在他的時間表上多增加了休息時間，就是在他經常感到煩躁的那段時間，並且調派了一位助理到他的教室來，幫助他調適情緒。

人情世故與學校

班尼的校長努力去理解他的行為，而不是直接把他的不當行為當做是攻擊行為。自閉兒通常會有一些令人困惑且容易被誤解的行為，我在與各學校合作的過程中，經常聽到老師抱怨某個學生有攻擊性、不服從或喜歡操控別人，但之後才發現真正的問題是：老師不理解這位學生。通常這是因為孩子缺乏對人情世故的理解，加上老師誤解他的行為是故意的，認為「他很清楚自己在做什麼。」

想一想：在大多數的學校環境裡，大部分的學生天生都會去討老師歡心：回答正確的答案、考試得到高分、科展表現優異、遵守班級和學校規定等。很多學生也會努力讓父母引以為榮，但自閉症人士缺少這種動機。一個男孩可能專精於代數題目，每次都可以提出正確的解答，但如果老師請他解釋他得出答案的步驟，他可能會拒絕。他並非不服從，只是不明白別人對解釋他想法的期待。他想：「我知道怎麼解題，而我也得到正確的答案，我為何要告訴你我是如何解出來的？」

老師很習慣學生盡力去討他們歡心，或至少要了解學生應該去討老師歡心，所以如果老師缺乏恰當的訓練，處理像傑森這樣的學生自然會感到困惑。傑森是我輔導的一位五年級的自閉兒，非常聰明。有一天，他的美術老師請每位學生寫下兩隻最喜歡的動物名稱，傑森寫下「馬」和「老鷹」。

「現在，」老師說：「我要你們運用想像力，畫出一幅結合你選的這兩種動物的生物。」

坐在後面的傑森，立刻嚴厲地大聲說：「我才不要畫。」

其中一位課堂助理走過來再向他解釋一次這項作業。

「我才不要畫！」傑森重覆。

「但是傑森，」助理說：「那是我們今天的作業，班上每個人都要做。」

「我才不要畫！」

助理看到他愈來愈焦慮，希望防止焦慮繼續擴大，助理問他是否想休息一下。她帶傑森去外面走一走，一邊試著幫助他撫平情緒，一邊再次重申所有同學都在參與同樣的活動。當他們回到教室時，傑森看起來比較平靜了，老師再問他是否準備好要畫畫了。

「我才不要畫！」他還是這樣說，令她感到意外。

我很訝異沒有人問最重要的問題。我緩緩地走向他，「傑森，」我問：「為什麼你不想畫老師規定的作業呢？」

「根本沒有一半老鷹一半馬這種動物，」他回答：「我才不要畫！」

傑森不是故意叛逆或不服從，對他來說，這項作業不合理，違反他的邏輯。不成文的社會規範說他應該做作業才會讓老師高興，還有不管他想不想做，學生的本份就是按照老師的指示去做，但這對他起不了作用，他完全不知道這種社會義務。就算他知道老師希望他配合，也知道自己應該要配合，但面對如此不合理的主題，他在本能上還是會拒絕。

以傑森的例子而言，孩子對學校作業的反應，可以讓我們有機會明白孩子如何處理訊息，以及如何了解社交世界。雪妮絲念三年級的時候，為了馬丁路德金恩紀念日（Martin Luther King Jr. Day），她的老師指定小朋友填寫一篇有關金恩博士的工作單。就像許多自閉兒一樣，雪妮絲對於日期和資料的記憶力非常強，可以一口氣說出金恩博士人生重大事件的日期，班上無人能及。有時候她所欠缺的是將資料放入社會和文化脈絡的能力。

工作單上有一個問題是請學生列出金恩博士的正面特質，雪妮絲寫上：「他喜歡狗。他會看書。」以下還有她類似的回答：

請敘述你最喜歡金恩博士的地方。「他幫助我。他清掃我的房間。」

告訴我金恩博士曾教導你的一件事。「他教我如何寫長、短母音。」

用你自己跟金恩博士做比較。「金恩博士有領帶，我沒有領帶。」

說明你為何認為金恩博士是大家的好楷模。「因為馬丁路德金恩的生日是放假日。」

同樣地，雪妮絲不是一個故意挑釁的孩子，她是一個聰明的女孩，有著令人驚嘆的記憶力。但她無法理解這個作業的目的，也不了解那些問題的意義。其他學生或許直覺上能了解這些問題是有關金恩博士如何改變社會以及人們的生活方式，只是作業並沒有清楚說出這點。工作單問「正面特質」時，雪妮絲以為是「她自己」的正面特質；當問到金恩博士教導什麼時，她只是想到「她本身」所學到的內容，即使這跟作業無關。這個作業需要對人情世故的理解，遠遠超過雪妮絲的能力，這就彷彿要一個肢體殘障的孩子去完成六十米衝刺一樣。

對雪妮絲的回答感到困惑的老師，很可能會灰心地拍拍自己的額頭。其實他們反倒應該振作起來，讚揚學生真摯的努力。雖然這個作業讓雪妮絲覺得喪氣或困惑，但她並沒有說：「我不會作答，我不明白它的意思。」反而盡了她最大的努力去完成。身為三年級的她洞察力不足，當然並不表示她永遠無法理解這些人情世故。社會及情緒的理解力，就如其他許多能力，會隨著時間而慢慢發展起來。不同的孩子通常唯有在獲得相當多的經驗以及直接的協助之後，才會以各自不同的速度，經歷不同的發展階段。對雪妮絲最好的方式，不是去責備她不配合，而是去讚許她的努力，並多協助她去理解這個作業。

理解情緒

如果要讓泛自閉症的孩子，理解那些不言可喻的微妙交際法則是很困難的，那麼要讓他們了解自己的以及別人的情緒，更是難上加難。一九八九年，歐普拉（Oprah Winfrey）第一次訪問天寶．葛蘭汀（Temple Grandin）時，歐普拉問：「妳的感覺怎麼樣？」葛蘭汀回答她的羊毛衣很刺，讓她很不舒服。歐普拉問的「感覺」是指情緒，是我們內在的複雜世界；但葛蘭汀以為她指的是感官感受，特別是觸感。

或者她可能是在迴避問題，情緒是抽象、無形又難以理解的，自閉症人士通常覺得很難去溝通這種問題，特別是因為這樣做需要自我反省。過去有些學者專家誤以為這種很難去談論感覺的問題，是因為自閉症人士缺乏情緒，當然這並非事實。他們跟我們一樣能感受到完整的人類情緒，甚至他們的情緒更為強烈。他們的困難在於理解並表達自己的情緒，以及解讀別人的情緒。

十歲大的艾爾文是個很會講話的孩子，但經常陷入焦慮和感覺的困擾中。有一天他的特教老師給他看一張寶寶在哭的照片，然後問幾個問題：這個寶寶有什麼感覺？為什麼寶寶有這樣的感覺？艾爾文回答自己能夠解釋寶寶在哭是因為他覺得難過。老師接著問下一個問題：「艾爾文，怎樣會讓你覺得難過？」

「怎樣會讓我覺得難過？」他說。「怎樣會讓我覺得不舒服？黃色的起司。」艾爾文把難過轉換成不舒服，或許是因為不舒服是一種更出自本能、更容易理解的負面情緒。

老師再繼續嘗試：「怎樣會讓你覺得難過？」

「怎樣會讓我覺得不好？拉肚子。」

艾爾文可以辨識出寶寶的情緒是難過，但卻尚未能夠連結到他自己的內在感受。當然他有時也會感到難過，但在十歲大的年紀，他無法說明自己的情緒感受。

另一個十三歲大的孩子艾瑞克，也面臨同樣的挑戰。為了幫助艾瑞克以及他班上的同學了解情緒，他的老師讓小朋友去轉一個「情緒輪」，那是類似俄羅斯輪盤，沿著輪盤寫了各種情緒的名稱（快樂、困惑、憤怒），然後看指針指到哪個情緒，就要回答相關問題。艾瑞克轉到「嫉妒」，需要回答類似以下的問題：

老師：你今天感覺怎麼樣，艾瑞克？

艾瑞克：我感覺嫉妒。

老師：你可以告訴我們為什麼嗎？

艾瑞克：因為我很嫉妒。

老師：你為什麼會有嫉妒的感覺？

艾瑞克：因為……印第安納州立大學要跟路易斯安那州立大學比賽。

老師：那為什麼你覺得嫉妒？

艾瑞克：因為覺得嫉妒可以讓我覺得很美。（艾瑞克困惑地望向別處。）

對話繼續下去，艾瑞克顯然不明白那個詞彙的意思。

老師：你了解怎樣是嫉妒嗎？

艾瑞克：怎樣是嫉妒？

老師：如果戴瑞有一只全新的手錶，我覺得那是我見過最漂亮的錶，而我好想要，那我就會嫉妒，因為戴瑞有一只比我的還要棒的錶。

艾瑞克：對。

老師：好的，你了解了嗎？

艾瑞克：因為戴瑞有一只新的手錶。

老師：而我好想要。

艾瑞克：而你很想要……。

老師：所以，你今天有嫉妒的感覺嗎？

艾瑞克：有。

老師：為什麼？

艾瑞克：因為戴瑞想要一只新的手錶。
老師：不是的。
艾瑞克：因為我想要一只新的手錶。
老師：為什麼艾瑞克覺得嫉妒？
艾瑞克：因為我家裡有一只手錶。
老師：你要不要再選另一種情緒？
艾瑞克：不要，我已經選了嫉妒了！

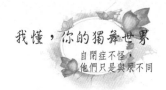

艾瑞克很努力去應答，而且沒有放棄，儘管他的老師已經建議他放棄了。顯然他是個具體的思考者，很辛苦地與抽象概念纏鬥。

沒有正確教導情緒

教育人員常常認為他們是在教導自閉症人士如何表達他們的情緒，但其實他們在教的是如何辨識出圖片上的人所表達的情緒。使用語言來描述情緒，對小孩子來說，可以說是最為抽象的任務了。能叫得出蘋果或桌子是一回事，但要傳達你的感覺或別人可能的感覺，則更為複雜。情緒同時涉及了認知反應以及生理反應，我們不只是有感覺，我們還會反思我們有什麼感覺以及為何有這樣的感覺，我們也會在身體上感受到這些情緒。

這種反應是動態且無形的。但有些治療師建議教導自閉兒情緒的方式，是用圖表來讓他們辨識別人臉上的表情：開心、難過、興奮、生氣、驚喜、困惑等。羅絲·布萊波恩為我指出這種方法的問題所在。「好幾年來，別人教我情緒的方法，就是讓我標出開心或皺眉的臉，」她說：「但問題在於，人們真實的表情並不是那個樣子。」這些老師並不是在教導情緒，他們只是在教導如何辨識圖片。他們絕對不是在教導孩子表達情緒，及了解他為什麼會感受到這種情緒。

更有效的方法是，在一個人正感受到某種情緒的當下，介紹該種情緒：開心、傻傻的、暈頭轉向、焦躁等（對某些人來說，更適合用照片等視覺畫面與那個人的感覺做連結），如此一來，他就能學會去表達及溝通認知上的情緒感受，而不只是臉部表情而已。一旦他能了解這個情緒，他就能學會歸類與這個情緒有關的經驗。

教導人情世故：目標為何？

同樣地，成年人常常強調要教導我們所謂的「社交技巧」，而不是教導「人情世故」和「社交思維」❷。他們常常用死記硬背的方式教孩子一些重要的技巧，目的是讓孩子表現得「正常」，但這無法幫助一個孩子在跟人互動時做出好的決定、解讀社交情況，或者了解其他人的角度、情緒感受或觀點。

註解：

❷蜜雪兒．賈西亞．溫納（Michelle Garcia Winner）在她的書《為何教導社交思維》（*Why TeachSocial Thinking*）對這個議題有詳細的討論。

眼神接觸是最好的例子，很多自閉兒會迴避別人的眼神，或許是因為他們覺得眼神接觸很不自在，或許是因為這需要專注和精神才能做到，這樣做會轉移他們清晰思考的能力。

但由於美國文化很注重直視別人的眼睛，加州大學洛杉磯分校（UCLA）的已故心理學家艾瓦爾．羅法斯（Ivar Lovaas）是最早的自閉症專家，他認為在教其他技能之前，最重要的是必須先教孩子眼神接觸。好幾年來，他一個有名的治療方法，就是宣稱（但沒有科學證明）眼神接觸的能力是學習其他技能的先決條件。他最後收回這個觀點，但很不幸地許多治療師依然在進行這種「眼神接觸訓練」。

如果你傾聽自閉症人士的話，他們透露出一個清晰的訊息：直視別人的眼睛是非常困難的，這會讓他們感覺焦慮，他們會抗拒強迫他們這樣做的人。當他們迴避眼神接觸時，他們會更自在，情緒更穩定。一般人是在小時候養成直視別人眼睛的習慣，但迴避眼神接觸也是有其目的。與人交談時通常需要注視對方的眼睛，但有時也要望向別的地方一下，讓我們集中思緒，放鬆一下，調整一下自己。

我曾教過一群來自非洲的研究生，上班時間我跟其中幾位見面，他們非常禮貌，但是在交談過程中，他們沒有人在注視我的眼睛，這讓我覺得很不舒服；最後我把這個問題提出來：「怎麼回事？」我問：「你們都沒在看我，讓我覺得很不舒服。」

「對不起，教授，」其中一位答道：「但在我們的文化裡，在跟層級高的人說話時，直視對方是不敬的行為，而你是我們的教授。」

這提醒了我們，很多我們認為極為重要的社會習俗，其實並非人類與生俱有的行為，而是文化差異極大的規則。

這些規則也因人而異。當我在一所教學醫院負責管理一個部門時，我發現我剛雇用的一位語言治療師，在第一次部門會議上，幾乎都在塗鴉，我在說話時都未曾看我一眼。在第二次部門會議上她依然如此，我覺得很不舒服，所以當面問她：「我不懂為什麼妳在開會時都不專心。」

她向我道歉沒有事先告訴我，然後解釋，她有學習障礙，無法同時看著一個人，並且消化這個人所說的話。我從這位同事傳遞出來的身體語言和臉部表情，誤解了她對會議的興趣和專注程度。

很多自閉症人士都曾表示，不要再增加看著說話者的負擔和壓力，比較容易專注在他所說的話。有些學生即使在上課中沒有看著老師，但經驗老到的教師還是能知道他們確實在傾聽及學習。

我們可以教導孩子去了解，別人有義務知道你在專心聽。運用「人情世故」或「社交思維」的方法，父母和老師可以幫助孩子明白，他能夠藉由短暫地直視對方的眼睛，或是說「嗯哼」並點頭，來表示他在專心聽。有些孩子覺得直視別人的眼睛太困難了，會讓人不自在；若是如此，可以教他們去提出解釋「請明白雖然我沒有看著你，但我很專心在聽。」這樣別人才不會以為他們覺得乏味或心不在焉。這種作法跟一般人因為有其他事必須先離開會議或課堂時的作法一樣：事先通知講者，以免提早離開的行為被誤解為不顧講者的感受，這樣才是禮貌的作法。

不言而喻的道理

我們對彼此的行為總是會想當然爾，而都不去明說，但往往卻對我們的互動帶來極大的影響。通常自閉症人士並不覺得必須將困擾他們的事說出來，或者有時候他們會用非正統的方式來溝通。

有一次，一位小學校長給我看一位有亞斯伯格症候群的四年級小朋友安瑞克留給她的畫，那些畫會不時地出現在她的辦公桌上，每一張都畫著長了角和尖尾巴的惡魔，他還在每張畫上寫了校長的名字，後面加上她的新頭銜：「邪惡校長」。

「那是我，」她笑著說。「每當這個孩子發現學校有哪裡讓他不滿意的地方，他就怪我。」當安瑞克對餐廳的蕃茄醬不滿意時，他就會留下一張惡魔圖畫；如果他覺得規定不合理，就會再留一張惡魔圖畫。所幸校長很歡迎這種特殊的表達方式，尊重他表達感受的方法，最後也幫助安瑞克找到更符合常規的方式來提出他的不滿。

但有的人就沒有想到要表達他們的不滿。巴德是個聰明的十三歲自閉兒，他出現了嚴重抑鬱的跡象。他在學校上課時，都沒有積極參與，而是閉著眼睛趴在桌上。他的老師不知道該如何處理他的抑鬱問題，所以他們請我來幫忙。

在我們第一次碰面時，巴德就毫不猶豫地分享。「我很討厭到學校，」他告訴我：「因為我的老師都討厭我。」

他的老師並沒有向我表達對巴德的負面感覺，只是困惑不知如何幫他。我問巴德為什麼覺得老師不喜歡他。

「因為，」他說：「在我上的每一堂課，他們都要教我我沒興趣的東西。」

巴德假定他的老師出於惡意，故意指定最讓他覺得厭惡和無聊的作業給他。

「你的老師問過你的興趣是什麼嗎？」我問。

「沒有，他們討厭我，怎麼可能會問？」他回答。

我告訴他我在他這個年紀時，我也必須去上不喜歡的課，而且我相信他的班上同學一定也有很多人討厭某些課程。對我很平常的道理，巴德似乎聞所未聞。一個正常發展的青少年會了解，學生或許不會喜歡每一門課，而身為學生的本分就是要學習忍受這點。但對巴德來說，唯一的解釋就是老師討厭他。

我們談話結束之後，我建議巴德去參加一個社交技巧團體，在裡面他可以學到為什麼人們會有這種行為、會說這樣的話，以及他們行為的各種可能的解讀方式。他在裡面學到了其他同學早就知道的事：有時候你喜歡你的課程，有時候你不喜歡；如果你遇到難題，可以問老師，老師很樂意幫忙。沒有人告訴過他這些事，因為沒有人知道他不明白這些道理。學校也努力將他的興趣（重金屬音樂、電動玩具）與課程結合。我們並沒有解決他所有的問題，但問他有什麼心煩的事，透露出他大部分的不滿都出自誤解。你所需要做的就是請他說明，然後想出好的方法來整合他的興趣。

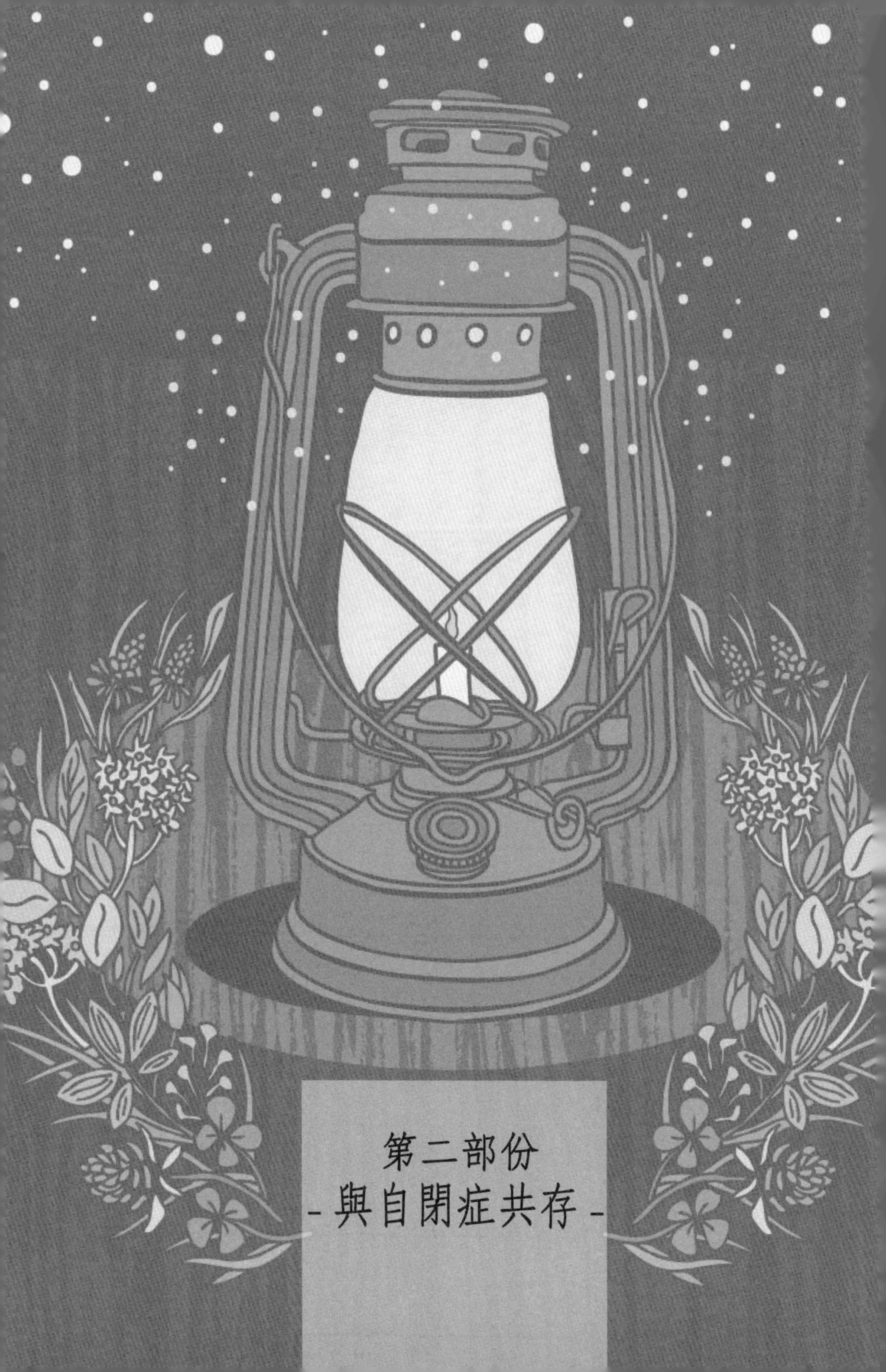

第二部份

- 與自閉症共存 -

7 如何有這個本領

我僅從觀察就學習到許多重要的課題，其中有不少是從保羅身上觀察而來的。

保羅是一位課堂助理，任務是協助一位剛轉學來的十六歲自閉兒丹妮絲。丹妮絲在前一所學校有很強的挫折感，也因此經常情緒失調，導致她經常出手打老師，並被認定具有攻擊性。在這新的教室裡，丹妮絲總是一再進行重覆性的習慣動作，例如，從背包裡拿出裝了光碟片的光碟袋，然後按照順序整齊地排列在桌面上，這個儀式似乎能安撫她的情緒。她很少說話，只是偶爾小聲地吐出兩、三個字。但儘管丹妮絲總是神情緊張，但她並沒有攻擊性或憤怒的跡象。

當我在固定的輔導工作觀察她時，我立刻發現她的課堂助理是多麼有效率。二十多歲的保羅理了個大光頭，還戴了對大耳環，很像居家清潔用品品牌「清潔先生」（Mr. Clean）的那張大臉。不管老師指定什麼作業，保羅一定會供應丹妮絲需要的材料，並幫助她整理好，然後他就會退開，讓她自己來。

他在教室後面注意她的一舉一動，每當她開始有點煩躁或分心時，保羅就會來到她身邊；我發現每次他這麼做時，她就會平靜下來。他非常擅長觀察到她情緒快要開始失控的微妙徵兆，而且他知道該做什麼或說什麼來安撫她，有時候即使人不在她身旁也可以辦到：他在遠處肯定地對她點個頭、用手指一指，或說幾個字，就能安撫她，彷彿他們之間有某種神奇、無聲的象徵性連結。每次我懷疑丹妮絲快要開始緊張焦慮，可能需要協助時，保羅都會及時出面幫助她專注且平靜下來。

我納悶他怎麼會想出這麼好的方法，能夠幫助這個女孩穩定情緒，特別是她在別處受盡了折磨。我想跟他學習他所使用的方法，於是我去找保羅聊聊，跟他提及我的發現，以及我對他能立即解讀這個女孩的徵兆並及時介入，感到非常佩服。「你能告訴我你都怎麼做，還有你是怎麼注意到的？」我問。

他聳聳肩，似乎對這個問題感到困惑，他的回答很簡潔：「我只是有注意。」

我只是有注意。他說得好像很簡單的樣子，但這句話意義無窮。保羅能夠有效率地供應這位女孩所需要的支持，並不是因為他精通某種特別的療法，運用什麼行為改變計畫，或是總是可以提供正確的強化物（reinforcers）；他能夠正確地提供丹妮絲所需要的，是因為他有本能和能力去觀察、傾聽以及敏銳地知道她的需求。

世界上的保羅在哪裡？撫養自閉兒其中一個重大的挑戰，就是要找到最有效率、最能和孩子建立良好關係、最能帶來進步的幫手（醫生、治療師、教師等等），特別是當父母在第一次面對自閉症或自閉症的可能性時，很難知道該去信任誰、誰的意見值得傾聽、哪位老師或治療師最適合孩子及家人。

在我遇到一位同時也是自閉兒母親的醫生，吉兒．卡德（Jill Calder）時，我對這個問題的觀點就永遠改變了。當我在溫哥華卑詩大學（University of British Columbia）的演講廳演講時，我詢問滿滿的聽眾，是否曾經遇到過像保羅這樣的人，也就是並非憑藉著特別的訓練，而是靠著與生俱來的能力而能對孩子有所幫助的人。

大約在二十排的地方，吉兒站了起來。「在我家裡，」她說：「我們稱之為『有沒有本領』。」她解釋道，好幾年來她觀察了各種專家與她兒子的互動，她注意到當學校指派一個新的課堂助理給她兒子時，孩子回家後常常比以前更焦慮、更不高興；但也有時候新來的助理能夠立刻和孩子建立關係，她兒子變得更平靜、更開心。

為什麼有這個差別？吉兒解釋，有些人天生就是這塊料：在五到十分鐘內他們就知道要如何跟她兒子互動，而她兒子也能安心地跟他們在一起，好像有種化學作用。「我們說這些人『有這個本領』。」她說。不管他們的頭銜是什麼，不管他們受過什麼訓練，他們就是能建立關係。

接下來她描述第二種人，她稱之為「還算得上有本領」。這些人或許不是天生就有能力可以與自閉症人士建立關係，他們甚至可能會緊張、遲疑或不自在，但他們很努力去學習，並且會向父母或其他非常了解這個孩子的人請益。吉兒說這些人包括她認識的許多專家，她很高興能遇到這樣的人，如此熱情地從事協助自閉兒的工作、願意去學習成長，也樂於向最了解這些孩子的人請益。

吉兒還指出第三種人：似乎無法建立連結，而且往往正是造成情緒失調的人。這些人不太能向孩子或家人請教，而且多半有自己的偏見。他們既沒有與生俱來的能力，也沒有後天學習來的本領，可以與孩子建立關係。他們經常只看重規矩和結果，而不去探詢「為什麼」。他們的目標在於完全掌控，對於感覺問題和其他自閉症相關問題都不放在心上，只把重點放在他們的目標上。

「喔，」我插話：「這些應該就是『沒有本領』的人。」吉兒和觀眾全都點頭如搗蒜。

她提到，好幾次有一位成年人進入她兒子的生命中，結果只給他帶來更多的壓力和焦慮。她停頓下來，吸一口氣，讓情緒回復，然後說：「我永遠不會再容許這種事發生了。」這引發一連串的回應，許多聽眾也提到不了解他們孩子的老師、無視孩子的情緒狀態而只知嚴守某種治療方法的治療師，以及眼中只有症狀而沒有孩子的醫生。

我永遠忘不了那位在我協助主持的年度自閉症家長僻靜會上發言的父親，他有一位十多歲的自閉兒，在討論家長與專家關係的座談會上，他用這個大膽的言詞來開場：「我只想告訴你們這些父母，你不能相信專家，直接把他們轟出去都不為過。」

會出現那種強烈的情緒，都是因為遇到太多「沒有本領」的專家，那些無法跟孩子建立關係，也因此失去家長信任的人。家長一開始幾乎很少會懷疑專家，他們通常急著求助，滿心期待地去見那些有經驗且能提供協助的專家。之所以會讓他們退避三舍的原因，就是因為不斷地遇到那些本該提供幫助但卻讓他們再三失望的人。

要能帶來改變需要些什麼特質？讓一個人真正「有這個本領」的因素是什麼？家長應該在專家或教育人員身上尋找什麼特質？你可以如何幫助一位有潛力的專家變得「還算有本領」？

成為一個「有本領」的人並不是指擁有某種學位，也不是指在這個領域受過多少年的訓練及擁有多少年的經驗。我遇過一些學資歷顯赫的人，但卻欠缺與自閉兒及其家人建立連結的基本人性特質。而許多像保羅這樣的人，缺乏進一步的訓練，但卻能締造真正人與人之間的關係、直覺地感受到孩子的需要，並能幫助孩子有長足的進步。

在我的經驗中，那些「有這個本領」的人通常都有幾項重要的特徵和天性，其中最重要是以下幾項：

- 同理心：他們會努力去了解自閉症人士對這個世界的理解與感受，他們不會受到自己的經驗，或是其他自閉症人士或其他殘障人士的經驗所侷限，他們會仔細觀察這個人，無時無刻在解讀並理解這個人的行為。

- 人的因素：他們把這個人的行為視為人類的行為，而不是一味地將所有行為及反應都歸為自閉症的自我刺激行為。他們會去問「為什麼」，而不是簡單地把孩子的抗拒行為貼上「不服從」的標籤，用這個理由來解釋孩子的遲疑或拒絕。說孩子是在「自我刺激」，並把他的行為稱做「自閉症行為」而不去問「為什麼是在這個時候，而不是在別的時候？」等問題，是很容易的。一個「有本領」的人會多下點工夫去了解行為背後的意義。
- 敏感：他們能理解這個人的情緒狀態，有時包括代表情緒調和及失調程度的細微徵兆。就像大多數的人一樣，自閉症人士通常也會透過身體語言和臉部表情的微妙徵兆，來表露他們的內在感覺。在孩子的眼神以某種方式轉移，或是當她的身體緊繃時，「有這個本領」的人，就能夠敏感地看出來她不高興或是快要受不了了；

當一個孩子在搖晃身體，就知道這代表他開始不安了。當一個表達能力不錯的孩子變得很愛爭辯，或是不願意交談，「有本領的人」就會注意到這很可能是她情緒失調的徵兆。

- 共同控制：他們不覺得必須去控制自閉症人士，太多教育人員和治療師把自己的角色定位在強加某種規範在自閉症人士身上，讓他們照表操課，以控制他們的行為。實際上，家長和專家應該要與這個人共同控制，並提供所需的指引。那樣的方法更為尊重這個個體以及他的自主權。讓自閉症人士對於各種情況和地點擁有掌控權，最終可以帶來更大的獨立、自我滿足和自主的感覺。

- 幽默：他們不會嚴肅地看待事情，自閉症人士及其家人的人生充滿了艱辛挑戰，而有的時候，專家、教育人員、親戚以及其他人，往往過度強調負面，似乎總是用悲觀的角度來看待所有艱難的處境。如果在孩子和家人身邊的人能夠保持一點幽默感（老實說，是需要很大的幽默感），以及對孩子的處境或孩子所說所做的事抱持著健康的態度的話，那將會對他們很有幫助。

- 信任：他們把重點放在締造正面的關係以及建立信任感。就如同所有關係一樣，建立信任最好的方法就是傾聽，去了解對方、顧慮對方的需求和慾望，而不是照表操課。專家一開始經常都忘了建立信任的重要性，然後在接下來的關係中試圖修補這點。這就是為什麼一開始必須要去傾聽、尊重自閉症人士，並跟家人合作，而不是帶著先入為主的偏見前來協助。
- 彈性：他們很能根據狀況做調整，而不是僵化地嚴守著已經無法幫助這個人的固定時間表或安排好的課程計畫。治療師往往會把重點放在他們提出的療程，而不是放在他們理應幫助的人。有些方法非常注重反應或結果，以至於沒有給予專家甚至家長，留有空間去感受這個人的感覺，並去了解行為背後的含意。當我觀察專家在工作時，經常無法認同或無法理解這位專家所做的某個決定。我若提出看法，對方的回應是「我贊同你的意見，但我還是要遵循行為計畫。」計畫必須有彈性，才能對這個人產生效用。我們必須要能辨識出一個計畫行不通了，該是改換備用計畫的時候到了。一套方法用在所有孩子身上是不對的，因為沒有一套方法可以在任何時候適用所有的孩子。

「有本領」的作用

雖然我已經在自閉症這個領域耕耘了四十年，但讓我學到最多的，往往都是那些沒有受過什麼正式訓練的人，也就是那些真正「有本領」的人。有時候最簡單的事就可以帶來很大的不同。卡洛斯才剛轉到新的學校不久，他在七年級的班級裡發過幾次飆，很多老師都說他非常有攻擊性，非常不可理喻，但有一個人跟他建立了關係：校長。

我身為該學區的顧問，前去拜訪校長，問她如何跟卡洛斯建立關係。她解釋道，有一次卡洛斯在班上大發飆之後，她邀請他到辦公室來。校長請他來的目的不是要責罵或管教他，而是跟他一起吃柳橙。他吃得很開心，於是校長告訴他，如果他可以遵守班級規定，並把自己管理好的話，她就會再邀請他來。

這就變成了他們兩人的例行公事。我問她怎麼做。

「很簡單，」她說：「我們一起坐下來，一起剝柳橙，然後一起吃柳橙。」

校長明白，若是再來一個大人告訴這個男孩他的行為不當或他需要冷靜下來，對他沒有絲毫幫助。他需要的是跟一個值得信賴的人，一個他在學校可以依靠的人，建立關係。

通常像剝柳橙這種小儀式正是緊密關係的基礎，「有本領」的人明白這點：自閉症人士所建立的重要關係，通常跟一般人不太一樣。丹妮絲．梅魯奇（Denise Melucci）是一位有才華的藝術家，她曾經跟年輕時期的自閉症天才藝術家賈斯丁．坎納（Justin Canha）一起合作過（請見第十章）。賈斯丁的藝術天份剛展露出來時，他的父母詢問丹妮絲能否教導他，丹妮絲非常樂意，儘管她並沒有正式的自閉症專業訓練，也不曾陪伴過自閉症的孩子。

賈斯丁很喜歡畫卡通人物，像是米老鼠、辛普森、小鹿斑比等，丹妮絲建議他去超越這些內容，但他抗拒。丹妮絲看到了他的才華，希望能擴展他的能力，幫助他明白他也可以開心地創作出其他種類的繪畫。但剛開始，賈斯丁執意不從。

丹妮絲如何說動他創作卡通之外的畫呢？

她學貓叫。

丹妮絲知道除了卡通人物之外，賈斯丁最大的興趣就是動物了。他會定期去動物園玩，而且看到狗和貓時都會熱情地去擁抱。為了引起他的動機，丹妮絲跟他談了一個條件：只要賈斯丁去畫一個卡通人物以外的畫（例如風景畫，或是靜物畫），她就學貓叫。沒想到這一招竟然奏效了。她的新奇方法不僅讓賈斯丁願意去探索新的藝術表現領域，也幫忙將樂趣注入在這個經驗中，並且最重要的是，為學生和老師之間的信任關係建立了基礎。

學貓叫乍聽之下好像是件微不足道的事，但真正的意義在於丹妮絲願意用靈活且具創意的方法來激發學生；別的老師很可能會用命令的方式，或是直接放棄這個念頭，但她看到了挑戰而用創意來面對。

六年級的約書亞也遇到這種利用創意來激發他動機的老師：他的體育老師設計一個方法來激發他參加班級的運動計畫。約書亞最感興趣的是美國總統，他在很小的時候就能按順序背出美國歷任總統，現在他花很多時間在網路上和書籍上，搜集並背下歷任總統的事蹟。

體育老師的妙招是：她把各種運動和不同的總統結合在一起。例如，她把以身高著名的林肯總統，跟伸展操連結在一起；把砍倒櫻桃樹的華盛頓總統跟手臂擺動連結在一起；她把愛打籃球的歐巴馬總統跟彷彿在投籃的跳躍動作連結在一起。

體育老師沒有強迫約書亞，而是由他來主導，利用他的興趣來誘導他。這不只是為約書亞一個人設計的，而是全班同學都可以一起參與，老師通常讓約書亞決定今天全班要做哪一項運動。老師以創意和靈活的方式，加上留意能吸引約書亞的事物，而達到了許多目的：她引起約書亞運動的動機、她藉由讓他決定做什麼運動而跟他連結，她也讓他跟全班同學建立關係。

當老師抗拒這種新穎的方法時，並不一定是因為他們缺乏創意，有時候是因為害怕學校不願意支持與正規課程不同的方法。在大部分的學校裡，校長是為全體教職員工訂定基調、決定事情輕重緩急的人；如果校長「有這個本領」，那對於有自閉症的學生將是一大福音。

妮娜是個嬌小可愛的一年級小朋友，她媽媽很喜歡讓她穿上鮮艷的花洋裝。在學前班時，妮娜總是靜不下來，大部分的時間都在地上滾來滾去，或是爬到桌子上；到了一年級時，她有很大的進步，但依然無法控制衝動，也比較沒有身體意識。在早上班會時，全班同學必須坐在地毯上，當她想要加入時，她會直接擠入人群中，而不是坐在規定的位置上。

為了幫助妮娜控制自己，其中一位治療師提供她一個直徑大約三十公分的彩色塑膠小圓墊，幫助她知道該坐在哪裡。當小朋友都坐在地毯上時，老師會指定給妮娜一個地方，讓她把小圓墊放在那裡坐。這只是一個簡單的辦法，就能幫助她控制衝動，並了解她的位置應該在哪裡。

正如約書亞的同學想參與總統體操一樣，妮娜的所有同學也想要有自己的彩色坐墊，老師同意了，送給每個孩子一個圓墊，每個都有自己的顏色和號碼。這讓原本幫助妮娜的特例變成常態，她不是唯一使用圓墊的人，她跟所有小朋友都一樣。

但是到了其他教室問題就出現了，尤其是音樂教室。音樂老師有自己一套教室管理方法，她不容許改變。當治療師向她解釋妮娜在教室都坐在自己的彩色圓墊時，音樂老師不予採納，她不想提供任何人特殊待遇，她說，不管這個女孩有身體意識和衝動控制的問題，她都必須學會乖乖坐著。

當然，妮娜很難在音樂課乖乖坐著。當所有小朋友坐在地板上時，妮娜總是滾來滾去，笨拙著擠進同學中，製造了許多混亂。

在一個協助妮娜的會議中，這個問題被提出來了。在場所有教育人員和治療師都同意圓墊有效地幫助妮娜控制身體，了解該坐在哪裡。最後校長說話了，他問所有人：「你們大家都贊同這個方法有效？」

所有人都贊同。

他在桌子上捶了一拳。「如果這個方法可以幫助妮娜，那麼全校每一個人都應該尊重及重視。」

會議桌上有人擔心音樂老師可能不願意配合。

「這不是由她作主，」校長回答：「這是由學校作主，我們全力支持每一位學生。」

這是一位「有本領」的校長，他了解必須以靈活創意及有所回應的方式來支持有各種障礙的孩子。當一位校長採取這種立場時，不只幫助像妮娜這樣的孩子，還讓輔導這些孩子的老師及治療師感覺受到尊重、獲的支持，也覺得自己有價值。這些教育人員知道自己有那樣的支持，使他們更有動機和信心去找尋幫助學生的最佳策略，不管那些策略看起來有多麼另類。

「有本領」的校長負起責任，確保殘障孩童的家人都能感覺受到歡迎。他們親自去和學生及其家人互動，並且當問題或挑戰出現時，他們會以找出有創意且適當的解決之道為己任。這樣的校長就能創造出具有同情心及關懷力的團體。

在某些學區，尤其是較小的學區，特教主任就設定了這樣的方針，有時從一個家庭剛踏入這個旅程時，協助就開始了。史黛西是康乃迪克州某一所學校的特教主任，她會主動去聯繫學區裡正在接受早療課程，而未來很可能進入她的特教班就讀的孩童及其家人。她去他們家裡拜訪，傾聽他們的擔憂，並告知他們她的學校能提供什麼幫助。

史黛西在其他學區的同事質疑這種私人拜訪是否明智，懷疑那麼忙碌的學區主管是否應該拜訪每個新家庭，加重工作負擔。但史黛西知道，這樣的家庭轉入學校，不管學生或家長都充滿了焦慮。她也了解她最重要的一個角色，就是跟這些家庭建立信任關係。若父母能夠在孩子一開始的教育旅程中感覺到獲得滋養，就能鞏固未來好幾年的關係。

琳達是我合作的另一個學區的特教主任，她得知學區有一個家庭，家中有一對雙胞胎即將滿三歲，兩人都有自閉症。我從史黛西那裡得知，於是我建議我們去拜訪這對雙胞胎和父母。到了他們家凌亂的活動車屋，琳達和我坐在地上，跟這兩個女孩玩，同時一邊回答她們父母的問題。在這九十分鐘的過程中，琳達幫忙緩和了家長的憂心，他們對自閉症還不太了解，也不知道學校可以提供什麼幫助。

拜訪結束後，我們一起開車離開時，我發現琳達臉上有一抹微笑。「這樣做感覺很好，」她說：「我們所做的事讓我感到驕傲。」在那短暫的拜訪中，她讓那個家庭感受到她的學區對於殘障家庭的敞開和歡迎的態度，同時也種下了與這對憂心忡忡的父母建立信任關係的種子。

「有本領」的老師

老師不一定非得是自閉症專家或是特教專家，才能了解自閉症兒童所面對的挑戰，還有他們的強項和需求。我到維吉尼亞州訪視一所我擔任顧問的小學時，看到一位音樂老師展現了不起的才能，將三位自閉症兒童完美地融入二十位一般小朋友的班級。

其中一位是個八歲大的男孩，可以唱一段義大利文的《阿伊達》（*Aida*）。老師之後解釋，這個男孩有完美的音準，並且幾乎可以記住任何樂曲。另一個男孩子彈鋼琴，帶領全班同學唱一首歌。當老師使用互動式電子白板（SMART Board）來呈現動畫的五線譜，教孩子練習讀譜時，自閉兒也跟其他同學一樣投入及專心。

我後來請教老師是用什麼方法，他解釋他主動去尋找每一位學生的強項和天份，包括自閉兒，然後讓他們表演。「這些孩子有許多明顯的障礙，」他告訴我。「除非我能讓所有學生都參與其中，並且讓所有學生都能看到其他同學的才華，否則我就沒有盡到自己的本分。」

其他傑出的教育人員也設計出創新的方法來讓學生參與並激發他們。

位於科德角（Cape Cod）的一所中學裡，我曾經看過一位語言治療師帶著一群特教學生烤巧克力碎片餅乾。當孩子烤好並把餅乾擺在盤子上時，治療師熱切地宣佈：「好的，現在開始接下來的活動！」

所有學生每人拿著一盤餅乾，一起走在學校走廊上，每人輪流敲一間教室的門，以及教師休息室和其他辦公室，然後問候開門的人，並進行對話。

「歡迎到我們教室來！你今天帶什麼餅乾來？」

「我們今天做巧克力碎片餅乾。」

「你有多少餅乾？」

顯然這已經成為學校的慣例，這是一個讓學生可以主動參與學校社群的固定機會，去連結老師和其他學生，並且有回饋的感覺。（而誰不喜歡餅乾呢？）

黛安娜是位教育人員，負責好幾位中學生的功能性學科（functional academics），也就是：改善他們的閱讀和數學的能力，以便能夠在日常生活中實際運用出來。她還尋找各種方法去創造實際社交互動的機會。黛安娜跟她的學生合作，在學校開設了一間商店，販賣點心和飲料給教職員工和學生。

這是一個很簡單的概念，但卻神奇地吸引其他學生進入自閉兒最常待的地方。黛安娜並不倚靠正式的社交技巧課程所設計的互動，而是利用商店來提供一個可以讓學生體驗真正互動並在過程中學習的空間。即使是有最大障礙的學生也有機會可以貢獻，而且學校的一般學生不需要被強迫和黛安娜的學生進行人為的社交互動，他們是為了點心和桌遊而來的。她的創意方法提供了機會，並有助於鞏固一種整體社群的感覺。

遇到沒本領的人

一位「有本領」的教育人員或治療師可以為學生或社群帶來正面的影響，同樣地，遇到「沒本領」的人可能會讓艱難的狀況雪上加霜，不管這個人是老師、治療師、鄰居，或是藥房的櫃台人員。不幸的是，我見過太多的學校主管、老師和治療師，他們的無知、固執和僵化所製造的問題，比他們所解決的問題多更多。

他們有缺陷檢查表的思維

有些專家視孩子為他個人缺點的總合，但其實更有意義的是採用啟發性的方法，在孩子經歷成長發展的各個階段中，去了解他們的強項和需要。如果專家僅僅拿出一張孩子哪些事不會做的檢查表，那他們就是在強調跟其他孩子比較，或是重視標準化的測量方法，而不是看眼前這個孩子的整體。

在大部分的案例中，父母比任何人都要了解他們的孩子，而由於診斷自閉症是一個協同的過程，父親和母親都必須一起參與。專家應該讓父母知道，他們的觀察很重要，也很有價值。專家不應該只提出判決，而應該期許父母來確認專家的觀察並達成共識。

專家在診斷時最常犯的錯誤，就是只提供一個診斷標籤，其他什麼都沒有，那樣既不負責任又麻木不仁。專家也應該努力去發掘孩子的強項，尤其是對於孩子的未來能扮演重要角色的優勢。重要的問題不在於孩子的標籤為何，而在於未來我們該往哪個方向前進？我們可以去整合哪些最好的服務來幫助孩子有最棒的未來？

接收診斷的父母通常有另一個疑問：長期的預後（prognosis）為何？回答：最重要的不是你的孩子現在的狀況，而是孩子隨著時間所表現出來的成長軌跡，也就是說，我們能從孩子的進步中看出她的潛能。我們的工作和職責是確保正確的支持能夠到位，包括正確的人。儘管某些專家會灌輸恐懼，但一個人的潛力是無限的，對我們所有人來說（也包括自閉症人士），發展是一生的過程。

他們在意計畫更勝於關心孩子

我在艾力克斯念學前班時認識他，幾年後，當他到了十二歲，剛轉進私立自閉症學校，他的父母請我前去學校探訪。艾力克斯是個非常瘦的男孩，由於有嚴重的運動性語言障礙，所以不會說話；他聰明又懂事，但無法協調精細運動來產生語言。他的感官也強烈敏感，某些躁音對他來說是種折磨。經過一段時間，他開始自我傷害，必須戴上盔甲來保護自己。

在我去探訪的某個時刻，一位行政主任告訴艾力克斯該去體育館了，我看到這個孩子的臉上閃過恐懼和焦慮的表情。老師說艾力克斯對於像體育館那樣過度吵雜的地方很不能適應，但這位強壯的年輕主任很堅持。

「他沒得選擇。」他說，然後就從艾力克斯的掖下撐起他，把他拖上樓梯，而我緊跟在後。我已經六年沒有見過艾力克斯了，但他用求救的眼神看著我，還伸出手抓住我的衣服，似乎在求我幫他。這位主任把他一路拉到體育館，然後把他丟到墊子上，似乎是要讓他知道誰是老大。「這就是我們對不服從的處置。」他說。我只是個訪客，而且事情又發生得太突然，我感覺無力介入，但我為他感到心痛。

後來我就把我看到的虐待事件告知他的父母以及另一位行政主任。時至今日，類似那樣的場景依然在我心中揮之不去，這也加深了我改革的熱情。我不懂去強迫一個孩子進入一個讓他在情緒上和身體上會受到傷害的地方，能帶給他什麼好處。很遺憾的是，這並非特例，而是採用了控制孩子的手段所帶來的極端影響。教育人員無視於他眼前的這個男孩，也對自己所造成的傷害無動於衷。

他們重視孩子的名譽，而非孩子的潛力

當學生轉到新學校時，老師和治療師會適時地去了解孩子的過往歷史，了解他們之前所面臨的挑戰，但當他們依據過往經歷來假設目前的狀況，以及在某些案例中，對這個人有錯誤的解讀時，問題就產生了。

有一個女孩子，我知道在她特別激動時，曾經衝去攻擊她的治療師；但我發現新的治療師會去防衛她，似乎預期她會有攻擊性。能幫助她的一位助理則完全不在乎他所聽到的，尊重她、仔細注意她，期望她有最好的表現。

正如我的恩師大衛．路德曼（David Luterman）所教導的，人們會去符合別人的期望。孩子通常都有過去的包袱：標籤、過去曾有的某種行為、大家對他的定見。雖然了解過往或許有些幫助，但卻不應該成為一個障礙，而未能去創造一條得以開發孩子未來成長發展的積極新路徑。

他們想控制而非支持

當一個學生被指派為課堂助理或專業人士助手時，大家期望這個人是受過良好訓練，並能敏銳地覺察到孩子的需求、適時地介入、孩子有需要時立即提供協助，並且適當地保持距離。雖然大部分的助手都能克盡職責，但有時候缺乏良好訓練的助理正是問題的根源。艾倫的助理總是跟他寸步不離，而且經常會用手碰觸來做為提醒，以至於她的接近成了艾倫情緒失調的因素。時間一久，艾倫變得愈來愈暴躁，主要都是因為助理的行為所觸發。

有些協助孩子的成年人常常有個錯誤的觀念，認為為了達到支持的效果，最好是待在孩子面前；但對於有社交焦慮和感官障礙的自閉兒來說，這可能是非常嚇人的事，甚至可能會阻礙進步。孩子無法解讀人際關係的意圖，因此他不會認為這位精力充沛的人是來幫助他的，他只會覺得這個可怕的大人一直在他身旁糾纏著。

這位助理還犯了一個常見的錯誤，就是強將她自己的計畫加諸在孩子身上。不去用心解讀孩子透露出的徵兆，不管孩子接不接受，只一味地告訴孩子該怎麼做。那樣的方法很不尊重孩子，也經常會引發抗拒和焦慮。

他們沒有覺察到家長的期望和夢想

為了一位我已輔導多年的七年級男生，我們召開了「個別化教育方案」（**Individualized Education Program, IEP**）會議。雖然他聰明又善於溝通，但經常看到他的老師和治療師認定他學習落後，有很大的學習障礙。他原本一直跟著典型同學一起念正規班，但所有人都覺得該是多讓他專注在功能性學業（**functional academic skills**）的時候了，而不是讓他在年級水平（grade level）的學科中掙扎。然而我知道，對他的母親葛羅莉亞來說，學術成績是很重要的，所以她很難聽進教師們的建議，讓孩子轉離正規班。

當我與即將召開「個別化教育方案」會議的行政主管碰面時，提出了這個擔憂，並建議她先私下找葛羅莉亞談這個問題，而不是在大會議中提出來。「她現在正處在脆弱的時刻，會將這件事視為失敗的象徵。」我說。但這位主管對自己的辦事能力很自豪，她向我保證不會有問題的。

當會議那天來臨時，我看著長桌上每一位工作同仁輪番報告這個孩子在學業進展上的侷限，並建議將他轉到更功能性的生活技能方面的學習。隨著幾位成員的發言，葛羅莉亞原本充滿希望的表情變得愈來愈消沉。到第四位發言者開口時，會議室氣氛沉重，葛羅莉亞突然哭泣著奔出會議室。

主管過度強調效率和標準運作程序，而不重視母親的感覺以及她需要聽到的話：團隊並沒有放棄她兒子，他們只是適當地調整他的課程。結果她不只讓葛羅莉亞感到晴天霹靂，也讓自己失去葛羅莉亞的信任，因為她沒有考慮到葛羅莉亞的處境。

這些老師及其他自閉症專家，基於工作的需求，常常需要同時處理許多家庭，但他們必須個別地去認真對待每一位孩子及每一個家庭。對每一位孩子及家長的需要、盼望和夢想具有敏銳的覺察力，是建立信任、協調合作，並為所有人帶來最大利益的重要關鍵。

認識自己角色的重要性

「有本領」的一個關鍵要素就是謙遜。在一九七九年，我第一次在一所大學教授自閉症的課程，我曾邀請泰瑞．薛佛德（Terry Shepherd）來演講，他當時是南伊利諾大學（Southern Illinois University）的教授，也是一位自閉兒的父親。他告訴我的學生，與他兒子的生活就像是生活在旋轉木馬上一樣，每一年就代表轉了一圈。「你要了解，你可能會跟不同的家庭一起坐旋轉木馬，」他說。「你可能會跟我的家人一起坐旋轉木馬一、兩年，然後你就下去了，但是你要知道，我們就一直住在旋轉木馬上。」

每當我問及自閉兒的父母，他們在尋找協助孩子的人時最重視的特質是什麼的時候，總是一再地聽到這樣的感慨。或許最好的回答是來自一位當時二十多歲的自閉症青年的母親。「我們最看重的人，就是永遠不會論斷我們，」她說：「而直接跟我們一起進入這趟旅程的人。」

還有什麼比這句話更能形容所謂「有本領」的人呢？

8 朋友圈的智慧

每年的某一個週末，我都會跟一群舊友與新知聚在一起，互相汲取智慧。

這樣的聚會大約是從二十多年前開始的。我和妻子艾蓮一起去度假，到奧林匹克國家公園（Olympic National Park）健行，我們開始討論我們在此遠離塵囂、享受大自然的價值。我們想到撫養自閉兒的父母如何能有這種機會去遠離日常生活的煩擾，於是我們決定想辦法來創造這樣的機會。

結果一群新英格蘭的自閉症家長成立了一個支持自閉兒家庭並協助相關挑戰的自閉症資源社群（CommunityAutism Resources），這個社群在每年的某個週末，會有六十位家長齊聚在新英格蘭的一處僻靜中心，遠離他們在家裡的壓力，與其他了解自閉症經驗的人交流。他們跟擁有共同經驗的父母一起分享他們有喜有樂、有悲有苦的故事，他們知道彼此能夠傾聽，也能感同深受。

在所有因為自閉症工作而必須前往的地方，包括聖克羅伊（St. Croix）和新加坡的工作坊、遍及全國的課堂、客廳及遊樂場和醫院等，這裡是讓我學到最多的地方。我每年都被最後的感性分享所感動；在這裡所有人（有新來的，有資深的，有學前班的家長、有三十多歲自閉症人士的父母）圍坐在一起，分享這兩天以及過去這一年來的心情，沒有任何禁忌，只有坦誠及傾聽。

我就是在這裡聽到一位父親告訴我，每天晚上他看著他的自閉症兒子入睡，他看到了上帝的臉孔。一位母親稱她當時二十多歲的兒子是「我所認識最棒的人」，然後涕泗縱橫地訴說老闆不願意給她兒子機會，讓她感到非常沮喪。我也是在這裡聽到一位父親表達找不到適合他兒子學校的痛苦，同時也笑著訴說他兒子總是告訴每位有金色長髮的年輕女性，說她長得很像小甜甜布蘭妮。有一位母親分享，儘管別人都覺得她的家人（丈夫失明，兩個女兒一個也失明，另一個有自閉症）很怪異，但她知道他們非常時髦，而且所有自閉兒的父母都應該知道，他們也都很時髦，因為他們的確是。

撫養自閉兒的父母可以從許多不同的源頭（如治療師、醫生、教師、書籍和網站）汲取資訊、意見和勇氣。但以我的經驗，最有價值、最有用也最有力量的智慧，通常來自其他已經歷過的父母。這些年來，這些父母和他們的孩子已經成為我最好的老師，他們寶貴的意見不斷地幫助我的工作，也幫助我更了解自閉症。

父母就是專家

對於如何幫助泛自閉症的孩子感到不知所措、困惑甚至害怕，是很正常的，許多家長一開始的反應就是去仰賴那些比較專業的人。我聽過一些家長分享這樣的建議：那些專家或許很了解自閉症，但唯有你才對你自己的孩子瞭若指掌。

沒有人擁有像父母那樣的敏銳，能夠看出孩子行為中的細微差異；沒有人像父母那樣能解讀一個表情是什麼意思，或某種哭聲或哽咽或笑聲代表什麼。父母知道女兒何時需要休息一下，兒子何時可能想要溝通一下。一位父親告訴我，他多麼珍惜睡前給兒子念床邊故事的時間，那是他可以深入交流的時刻。父母是注意到連所謂的專家都沒發現的突破和轉折點的人，因為專家就是沒那麼了解孩子。

然後也有例外。所有父母都願意為孩子提供一切，希望能成為最體諒的照料者，也能為孩子提供最大的支持，但環境經常會帶來阻礙。當父母在經濟上有困難，或者自身也有一大堆問題，他們在撫養孩子時會困難重重，特別是孩子本身也有嚴重的障礙時尤其艱難。

但是當父母能夠陪伴孩子，且具有一定的能力時，情況就不一樣了。

研究孩童發展的研究者曾以不同的方式提出這個問題：每個文化的孩童教養方式大不相同，所有文化中的家長如何撫養出情緒健康的孩子？在已開發國家的全職家長，或許可以一整天面對面地跟嬰幼兒互動，但在開發中國家的母親，可能有半天的時間會把孩子揹在背上，到田裡工作。這兩種父母都對孩子有求必應，不管是坐在滿地玩具的遊樂場地上，或是在田裡，當孩子哭鬧時，她們都會去安撫孩子；當孩子專注時，她們會抓住機會去教導和互動。最可能情緒健康的孩子，就是擁有最能回應他需求的照顧者。

但自閉症的情況又多了一些難度，因為孩子不容易解讀，所以父母很難完全照顧到孩子的需求。但父母會去學習、去適應，並比任何人更有能力去了解孩子的表達方式以及情緒狀態。專家可以提供觀點、資源、經驗和直覺，但這都取代不了也比不上無微不至父母的覺察，不管孩子是三歲或三十歲，也不管父母是剛接觸自閉症還是已經經驗老到了。

娜塔莉就是這樣的母親，她對兒子凱斯的能力和障礙有敏銳的覺察。

當我初認識凱斯時，他才五歲大，不會說話。除了有自閉症之外，他還患有癲癇，也有嚴重的食物過敏和腸胃道問題。有著紅皮膚且姿態緊繃的凱斯，經常感覺到疼痛。當他的健康問題有所改善之後，他開始會說話了，在社交上亦有進步，在學校裡也適應得愈來愈好。

凱斯在小學的最後一年時，他的母親前來尋求我的幫助。再過幾個月凱斯就要進入中學了，但娜塔莉坦言，即將轉入中學讓她擔心得睡不著覺，她和她丈夫都覺得最好讓凱斯在小學多待一年，而不是跟著同學一起升入中學。他們相信熟悉感和穩定性對凱斯有幫助，而且他現在的老師們都很了解凱斯，能夠解讀他的信號，也能提供他所需的協助。娜塔莉了解學區的政策，明白學生到了某個年齡必須升到更高階的學校，但她強烈的母性直覺認為，讓她兒子再等待一段時間會比較好。由於他的嚴重障礙，好幾年來他都進步緩慢，不好容易這兩年有顯著的進展，太過躁進可能反而會讓他退步。

我信任他們的直覺，我同意以學區顧問的身分去為他們爭取。讓學生留級是非常罕見的，而且凱斯也不符合所有留級標準，但我建議教育人員在這個案例中，應該在意的不是政策，而是這個孩子以及他的家長。「這些家長了解他們的小孩，」我說：「他們注意力全放在孩子身上，他們知道什麼對他最好。」

最後，特教主任和校長一致同意再讓凱斯在小學多待一年，那一年之後他就成功地升上中學，學區也贏得這對父母的信賴和讚賞，父母很高興他們對兒子的直覺能獲得認可及尊重。

信任你的直覺，遵循你的本能

幾乎每個星期我都會遇到一次這樣的對話：一位家長請我針對某項活動、某個療法或某種處理他們孩子的方法，提供意見。當我向他們確認他們的直覺應該是正確的，他們總是會有這樣的回答：「我也是這樣覺得，但我的治療師（或醫生或老師）就不認同。」

信任你的直覺。

大衛和蘇珊有兩個十多歲的兒子，兩個都有自閉症光譜疾患。雖然他們住在新英格蘭的一處美麗區域，但在兒子被確診之前，他們一直不太熱衷戶外活動。有一次他們全家人一起到一座國家公園進行一哩路的健行，發現兒子不但很喜歡這個活動，而且還能感覺心情穩定。當兒子十來歲時，大衛和蘇珊計畫要去新罕布夏州一條著名的路徑法蘭科尼亞峽谷（Franconia Notch），進行艱辛的九哩健行。

當男孩的職能治療師聽到這項計畫時，立刻表達反對，她擔心他們兩人的體能狀況不佳，無法應付這樣的活動；而且，就如許多自閉兒一樣，他們很容易迷失方向。

不過，最後大衛和蘇珊沒採納治療師的意見，依然決定去進行。結果，不但孩子們去接受山路的挑戰，他們還開心地享受大自然、成功地獲得經驗，也克服了體能的挑戰。

蘇珊解釋，她聽了太多有關她兒子的限制，以至於她很少去考量到他們的潛能。但她選擇跟隨自己的直覺，開啟了孩子和全家人新的可能性。蘇珊把一張法蘭科尼亞峽谷的照片放在書桌上好幾年，提醒自己這趟與孩子的旅程所帶來的回饋。「這是給我自己的提醒，」她說：「儘管有自閉症，而且正因為有自閉症，讓我一直想去完成這項壯舉，而我們終於達成這個目標了。」

找到志同道合的團體

當父母發現孩子有自閉症時，很自然地會有孤立無援的感覺。他們的社交圈子會改變，鄰居、朋友，甚至親戚，有時都會漸漸疏離。很多時候是因為別人不知道該說什麼，或該怎麼跟孩子互動，他們覺得不自在，他們無法建立關係，他們自己的孩子走在不同的道路上，有不同的成長軌跡，因此他們就漸行漸遠了，即使是有心想幫助的人可能也不知道該怎麼幫。父母通常如此敘述這種轉變：那些之前在他們生命中的人，面對這件事，不知道該說什麼，也不知道該做什麼。父母對於孩子確診的事實已經難以承受了，這樣的改變更會讓父母感到痛苦而茫然不知所措。

這樣的家庭必須與其他人連結，必須去找到一個能被了解、接納的團體，一個能夠讓他們自在而不需要為自己辯護的地方。這樣的團體可能有幾種形式：親屬團；學校的支持團體；基督教會、猶太會所或清真寺；非正式的朋友圈。我就是從每年的家長僻靜會所組成的團體中，了解與其他父母和家庭連結的重要性。當我與我的猶太會所的會眾聚會，而一位了不起的拉比辦了一個特別的安息日儀式，讓家中有特殊孩子的家庭可以參與。畢竟，你敬拜的地方不正是應該可以讓你得到接納的地方，並且不會去批判行為或外表與眾不同的孩子嗎？

當父母與有相同挫折和突破的人交流，與同樣為了孩子在想方設法的人分享經驗，就能立刻建立深刻的連結。讓人感到痛苦的狀況如孩子情緒崩潰、在公共場合尷尬，都變成笑料的來源，並得以釋放。讓人感到孤立無援的處境如對學校或朋友或專家的失望，都成為與他人建立關係的基礎。初次來到我們僻靜會的人都會告訴我們，他們之前都不曾有過這樣的重要交流，直到來到這裡才發現。特別是為人父者聽到其他父親表達他們從未分享過的情緒時，會有很大的收穫。一再地回來參加這個僻靜會的父母說，他們跟僻靜會這些每年只見到一次的父母，關係比每天在家會見到人還要更深。

也就是說，找到適合的團體是很重要的。有某些家長只是想要發洩，並不想支持別人。有時我們也要記住，自閉兒的狀況依年紀和能力各不相同，因此一個家庭的經驗跟別的家庭不一定完全相同。最適合的團體是能夠提供陪伴、理解而不評斷，支持而不做沒必要的批評。

看到杯子半滿

在這個過程中，接觸樂觀態度的人也是很重要的。正如我們僻靜會上的一位父親所說：「我們已經懂得避開前景黯淡的團體。」他訴說他和妻子在覺得有與人連結和被理解的需要下，加入了當地一個為泛自閉症人士的家長所設立的支持團體。「在第一次聚會時，我們聽到的全都是每一個人的壓力有多沉重、他們跟學校的衝突、他們的孩子無法做什麼事，以及他們需要什麼樣的治療方法。」他說。他們是去尋求寄託，但這場聚會只讓他們感到前途黯淡。

針對這個問題，一位母親如此解釋：「我們一天二十四小時都知道我們的困境所在，但我們想聽一點正面的事，我們希望有人和我們一起慶賀。」

那並不代表我們應該要盲目樂觀，或是不接受事實，而是表示，應該多多接觸能夠看到並且幫助你看見你孩子的美好、奇妙和潛力的人。

父母在跟專家接觸的過程中也會面臨到同樣的挑戰。有些醫生和治療師認為自己有職責傳遞最悲觀的診斷和意見，告知父母最悲慘的病情預測：孩子這輩子永遠不可能做的事，或不可能有的成就。有些老師只是指出孩子的難處和問題，而不去注意他的進步和突破，不管有多麼微小。這不只是在潑孩子冷水，也會影響父母對孩子的感覺。當我聽到有些醫生用負面的方式來傳達資訊時，我總是想起保羅．賽門（Paul Simon）的歌《溫柔》（"Tenderness"）：「不，你不必對我說謊，只要用溫柔對我說實話就好。」

已經在自閉症這條路上身經百戰的父母這樣說：很多關於你的孩子以及你孩子的障礙的因素，都不是你所能控制的，但你可以控制你的選擇：你和家人要選擇跟誰在一起、你要相信哪個專家、你要聽從哪些建議。何不選擇會用溫柔說實話的人呢？

有信心

我曾經聽過天才畫家賈斯丁．坎納的母親瑪麗亞．泰瑞莎．坎納（Maria Teresa Canha）對一群全神貫注的父母演講，訴說她家人的故事。

說完後觀眾向她提出實際的問題：她是如何為兒子找到美術家教？賈斯丁是怎麼學會照顧自己的？他是如何學會面試工作所需要的社交技能？然後一位坐在前排的母親舉起手問，他們夫婦如何能夠把兒子從紐澤西的家中，送他搭上公共交通工具，前往紐約市工作：「你們如何克服那種恐懼？」

瑪麗亞．泰瑞莎毫不猶豫地回答：「我對上帝有信心，而且我對賈斯丁也有信心。」

父母經常表達維持兩種信心的重要性：一是對你的小孩有信心，二是對某種高於你自己的力量有信心。老實說，在我年輕的時候，我對信心所扮演的角色並沒有太重視，尤其是對有組織的宗教，或許是因為我自己的不安，我對科學及研究比較有信心。但經過了一段時間，以及遇到許多各式各樣的家庭之後，我親身見識到強烈的信念對於面對自閉症的家庭有多麼重要。

一位母親在討論她五歲大兒子的會議上，表達對她兒子的進步感到驚奇。他在四歲之前都還不會說話，然後在治療師的協助下，他開始借助鍵盤來溝通，後來又透過 **iPad** 的文字轉語音的應用程式來表達，不久之後就可以開始真正說話了。這位母親非常開心，她之前就詢問過是否她兒子能夠發展說話的能力，所以她很高興這個能力這麼快就出現了。

我告訴她：「妳的兒子下了很大的工夫。」

那位母親微笑著，讚美所有幫助她兒子的老師和治療師，然後她告訴我，每天晚上她都為她兒子禱告。「我認為這是一個團隊合作努力的結果，」她說：「是上帝和學校團隊的合作。」

信心有很多種形式，父母很努力地想獲得心靈上的信心、努力要對孩子有信心，以及對醫生、治療師、老師和學區有信心。他們了解我的女兒嗎？他們有為我兒子的最大利益著想嗎？他們能看出她的獨特之處嗎？那並非容易之事，而且對某些人來說，這種信心經常被擊潰。但我所認識調適得最好的父母，都是能找到方法去獲得信心和信任的父母。

很多父母在撫養孩子上，將自己視為與更高力量合作。這樣可以讓他們安心，給他們一種責任分擔和信任的感覺，並能減輕焦慮感。對其他人來說，最重要的事，就是建立對自己的信心，相信自己有能力為孩子做最好的打算。當父母在討論中提出這些問題時，我總是對這兩個極端的差距感到驚訝：一是在這個過程中看到上帝之手的人，另一個是覺得一切都是靠自己努力得來的人。

而共同的因素是希望。詩人瑪雅．安傑盧（Maya Angelou）曾說：「人類為了生存，必須生活在充滿希望的地方。」當然，希望必須符合現實。對於孩子的未來抱著不切實際的希望或期待，不管對父母或對孩子都沒有好處。很多父母都遇過說得天花亂墜的江湖郎中，結果只是白白損失了時間、金錢，最後還失去了一定程度的信心（請見第十一章）。對許多專家來說，要真實傳達孩子正面發長的可能性，而又不要對潛在的巨大挑戰避重就輕，這之間的拿捏很不容易。

希望可以從無微不至地關注孩子並慶賀一絲一毫的進步中燃起；多和已在這條路上走很久的前輩家長見面，或多接觸可以與你分享意想不到的進步的人，也可以讓希望升起。研究指出，當父母對孩子的未來更樂觀時，孩子就愈不會出現問題行為。

接納並表達你的感受

大部分身為自閉兒的父母，往往都被推進了未知的情緒領域。撫養一個有障礙的孩子會帶來他們前所未有的強烈情緒：罪疚感、怨恨、焦慮、憤怒。許多父親都曾表達他們無法跟兒子連結的挫折感。一位母親或許會提到她女兒對某個主題永無止盡的叨念快讓她抓狂了，然後通常會說：「我知道我不應該有這樣的感覺。」

撫養自閉兒並不代表你必須是個聖人，我們都是人，我們的感覺都是自然且合理的，父母不需要那麼苛求自己，但也不應該試圖去掌控他們無法控制的事。

在某些案例中，困擾的情緒來源並非跟孩子有關，而是跟父母身邊的親朋好友有關。一位叔叔可能會提供來路不明的自閉兒養育看法，或者祖母可能會批評父母管教孩子的方式。我們必須明白，自閉症不只對父母，也可能會對其他親人帶來迷惘，並引發他們的焦慮。通常那些評論和建議是出自關懷，但有時聽起來也會讓人覺得帶有批判性。

「自閉症這個問題已經都差不多在我們的掌握之中了，」一位父親說：「而我們到目前為止，最大的挑戰都是跟那些固執莽撞、麻木不仁的家人有關。」

最能成功應付這種狀況的父母，往往都是最誠實直接的父母。他們感謝此人的關心，然後就劃清界線：「我們很感激你的關心，但請體諒，我們所做的一切都是為了我們家人著想。」

堅定立場但不要咄咄逼人

撫養自閉兒意味著不斷地支持孩子，確保提供適當的支持和幫助。父母經常必須對學區行政主管、老師、治療師、保險公司等等提出要求。正如一位母親所說：「我必須成為一位媽媽戰士。」

為了孩子尋求最好的意見，往往令人感覺像是上戰場一樣，但父母經常告訴我，他們面臨到需要拿捏恰當的處境：有時他們會跟幫助他們孩子的那些人起衝突。本能上就是不斷地施加壓力，但如果你施加太多壓力，你也可能會破壞了與你所仰仗的人之間的關係。

最重要的一點是：永遠以孩子為主。

很多父母都曾提到他們處在大人們的衝突中，也就是父母和教育人員的爭鬥。對任何人來說，那樣的衝突不太容易有好的結局。我們試著從老師或其他需要同時處理許多學生及其家人的專家的角度來看，如果每次與家長開會都變成一場戰爭，如果家長來聯繫只是為了抱怨和要求，就很難讓人感覺像是團隊合作。而且對於一個自認為盡了全力的專家而言，這可能會讓她覺得困惑與沮喪。

在某些案例中，有一個有障礙的孩子會帶給父母不少憤怒、怨恨和失望，因此需要有釋放情緒的管道。自閉症充滿了情緒激昂的狀況，有許多強烈的情緒，因此我們需要去引導並消化那股能量。有些人會在戰場中解決，去雇請律師或專家來辯護或威脅，以及提出各種要求。當然，有時候這些是不可避免的，但通常尋求正面的方法來紓解情緒，比什麼都有幫助。保持正面的一個重要方法是：把注意力放在孩子身上。許多父母每次去參加個別化教育方案會議時，總是會帶著一張孩子的照片，放在會議桌上，對著自己，如果開會過程不順或引發衝突，他們會對照片做個手勢，提醒自己，儘管事情不順，「但一切都是為了兒子著想。」

若父母能夠把重點放在為孩子好，而不是去責罵學校主管或老師，專家就能夠挺身而出，他們知道父母也是人，他們會向父母保證他們的意見會被重視，並為了孩子的最大利益一起合作努力。

詢問你可以提供什麼幫助也是不錯的：陪同班級校外教學？在圖書館幫忙把書歸位？當老師覺得父母並沒有積極投入，出現都只是來抱怨或批評，這樣很可能會破壞信任關係，而這個信任關係對孩子是很重要的。當老師知道父母總是陪同、積極投入，他們通常比較能接受父母建設性的批評。

選擇你的戰場

若是孩子還小並剛診斷出自閉症，父母會為了必須去尋找學校、與教師溝通、把孩子送去接受各種治療，而感到心力交瘁。他們還得注意孩子的飲食、權衡各種不同的方法，還需要去跟老師和學校主管會面。而他們還得兼顧原本瑣碎的日常生活：照顧其他孩子、工作壓力、家庭生活的要求，以及維繫婚姻或伴侶關係。有些父母覺得他們有責任變成超人，去承擔一切，把事情做得盡善盡美。通常由於自閉兒的父母害怕孩子不會進步、可能退步，或者至少可能機會會被剝奪，所以總是主導議程。

經驗豐富的父母最常跟生手父母分享的意見是：選擇你的戰場。

這個方法是用來處理和學校的關係。父母可能不認同老師對孩子的評價，或不滿意對孩子時間表的安排。他們或許強烈地覺得孩子在學校時一整天都需要一對一的教學，但學校老師卻認為孩子已經進步很多了，所以需要讓他更獨立一點。當父母參與孩子教學團隊的決定時，必須要能夠做出合理的妥協。很重要的是，不要讓生命變成一個大戰場，而是去決定什麼是重要的，什麼是不重要的。

同樣的策略用在處理在家的行為模式也一樣有效。或許其他人提過某個行為模式會造成問題，必須去解決，但父母或許覺得在那個當下這個問題並沒有嚴重到需要迫切處理，有時這些決定涉及到其他佔用了孩子和全家人時間及精力的事物。從發展上的觀點認為，只要是對孩子和家人有用的事，去接受挑戰是很重要的。

父母通常會坦承：「我知道我們已經建立了一套嚴明的行為計畫，但我父親這個月已經進醫院好幾次了，我快累壞了，我現在沒辦法嚴格進行那套計畫。」

這些計畫的設計是為了幫助孩子和他的家人，但世上沒有完美的計畫，沒有可以套用於任何情況的標準，也沒有人比父母更能正確地判斷什麼是重要的。

找到幽默感

鮑伯笑著訴說這件陪他兒子尼克去速食店的事。尼克走到他們的座位之前，經過一位男子的桌子，伸手到他的托盤上拿了幾根薯條。「真好吃！」尼克說。

鮑伯微笑，聳聳肩，害羞地說：「我很抱歉。」並帶著他的兒子走開。當孩子在大庭廣眾之下突然哭鬧或出現意想不到的舉動，許多父母會覺得尷尬和慚愧，不知該怎樣去向人解釋孩子的狀況。

有時候乾脆笑一笑會比較健康。

另外有個家庭有段時間正在訓練年幼的自閉兒使用尿斗尿尿，他一直很抗拒，所以父母常讓孩子在尿斗前面站久一點，好引起他的動機。有一天他們正好去逛家飾百貨店，逛到一半時，這個男孩決定要測試他新學會的尿尿技術，但是在一個展示尿斗前。

這對父母互相看了一眼，彷彿在說：「我們現在該怎麼辦？」他們立刻決定：開溜。雖然他們覺得很抱歉，但也明白此刻當務之急就是防止他情緒崩潰，於是只能逃走。

回想起來，他們可以大笑，也可以大哭；而他們選擇大笑。

這兩個故事都提醒了與其他自閉兒父母連結的重要性。那種狀況會令人尷尬、難堪、不知所措，但當我們與其他能理解的人分享這些故事時，這些故事就成了笑料及安慰的來源，並因此建立彼此的關係。

專家也需要去發現幽默之處。當我在夏令營擔任輔導老師時，在帶著學生去參觀牛仔競技表演時，我被指派看顧十二歲的丹尼斯。當我們所有人在欣賞表演時，我聽到身後一個小女孩哭喊：「爸爸！」

我轉頭一看，丹尼斯正開心地吃著一大團粉紅色的棉花糖，那是他趁沒人注意到時，從隔壁的小女孩搶過來的。我緊張地朝向她那位身材像卡車司機一樣壯碩的老爸道歉，害怕會發生慘況。

「喔，讓他享用吧，」他咯咯笑著說。「我們再去買一支。」

到了訪客日那天，我把這件事告訴丹尼斯的父母，他們兩人都開懷大笑，並同時說：「歡迎來到我們的生活！」

堅持尊重

當我第一次跟泰迪見面時，他幾乎要把我的辦公室拆了。他是個精力充沛的六歲男孩，他在三歲左右開始癲癇發作，從此就無法說話了。他的父母傑克和凱倫已經帶他到處遍訪名醫，最後來到我提供診斷服務的醫院。當我在為他診斷並聽他父母對他的描述時，泰迪開始激動起來，把我書架上的書和檔案都丟到地上。

看診結束時，他的父母向我道歉，但我向他們保證沒有關係，我知道泰迪的情緒極度失調，並且困惑、生氣，從他的眼神中我可以看得出來。後來他們告訴我，我的回應讓他們深受安慰，因為他們之前遇到的醫生，或許不是用語言說出，而是從語氣中透露出，質疑他們怎麼沒有管好自己的小孩。

泰迪和他的父母持續來看我的門診好幾十年。幾年之後凱倫告訴我，如果他們遇到喜歡指責人的老師或治療師，他們會飛奔而逃。「我們在這樣的角色中已經有太多罪惡感了，不需要再看那種質疑的表情或聽那種指責的論調。」她說。

在撫養自閉兒的早期階段，父母經常會感到無能為力、不知所措。對於孩子的行為感到不解、困惑，他們也不知道該去尋求什麼幫助，或該相信什麼人，所以傑克和凱倫的意見特別中肯。有些父母，特別是比較少接觸醫療機構或學區官僚體系的人，會覺得他們沒有選擇的餘地，以為跟這些高高在上的專家打交道，就是撫養這種小孩的宿命。

並不是這樣的。父母和孩子都值得更好的對待。

某一年在我們僻靜會的分享交流上，有一位父親呼應了凱倫的感覺。「我們並沒有要求很多，」他說。「當我們在面對學校主管和專家和我們的親戚時，我們想要的只是希望他們尊重我們身為父母的人，也尊重我們的小孩。」

那是我在那個場合聽過最能引起共鳴的話。我看著在場的人，幾乎每個人都在點頭。

好消息是，確實有很多關懷人、尊重人且細膩的專家，想要提供幫助；而有時問題在於如何找對人。

疏導你的能量

我的好朋友伊蓮．霍爾（Elaine Hall）收養了二十三個月大的尼爾，不久之後，尼爾就出現明顯的問題：他不容易入睡、繞圈圈旋轉、把櫃子門開了又關、把牆上掛著的圖畫扯下來，還會發好幾個小時的脾氣。三歲時他被診斷出自閉症，伊蓮讓尼爾置身於藝術家和演員堆中，而他也有所反應。這些藝術家朋友的創意和精力得以吸引他，伊蓮看到尼爾用她從未見過的方式與人建立關係。

但伊蓮看到身邊許多自閉兒都吃盡了苦頭，他們的父母非常擔心孩子，不知如何是好。於是她設計了一個課程，希望讓其他人也能跟尼爾一樣受惠。二〇〇四年她創辦了奇蹟計畫（MiracleProject），是針對自閉兒所設的劇場和藝術課程。幾年內這個課程從創始地洛杉磯，迅速發展成全國性的組織，在好幾個城市都設有分會。HBO 以此題材拍了一部獲獎紀錄片：《歡唱奇蹟》（*Autism: The Musical*），而伊蓮還在世界自閉症日於聯合國發表演說。

而這一切都起源於一位茫然而不知所措的母親。

撫養一個自閉兒很可能會令人在情緒上及體能上都耗盡能量，但是我一再地看到一些父母，不僅挺身去面對艱難的挑戰，而且還改變了他們的人生方向，去幫助其他面對同樣挑戰的人。感覺沮喪和生氣是很容易的，但這些父母不是把怒氣對準老師或學校主管，而且將他們的能量轉向創造性的方向，或是根據他們的育兒經驗開創一個新的事業。

很多父母一開始總是將他們的能量用在相反的方向，有時甚至在律師的建議下，去跟學校主管對抗。但之後他們會把力氣用在更積極的方面，例如為了政策改革而去募款、當志工、鼓吹理念。很多人更進一步去努力獲取特教、諮商或治療領域的學位。

一位律師成為政府自閉症政策的專家；一位父親進入了當地學校的董事會；育有三位泛自閉症孩子的父母花了許多精力在自閉症上，最後決定從事這方面的工作：媽媽獲得了營養學的學位，並開設了殘障兒童專門診所；爸爸創立了一個專為殘障兒童提供活動的非營利組織。另一位母親為了讓兒子獲得最好的照料，必須學習和兩個不同學區的官員協商，最後成為其中的學區顧問，熱心協助其他父母。一位父親在州立監獄工作了二十年，退休之後，想要成為課堂助理，這樣他就「可以真正對別人的生命有所貢獻。」

這些父母都不是有計畫地改變職業生涯，他們在這條旅程上不是只著眼在難處，他們看到了可能性。他們從幫助別人的過程中，發現了滿足和啟發。

9 真正的專家

一九八六年，天寶．葛蘭汀（Temple Grandin）出版了她的第一本書《星星的孩子：一個畜牧科學博士的自閉症告白》（*Emergence: Labeled Autistic*），從此改變了大眾對自閉症的看法。這是第一次有一位聰明且表達能力強的成年人，清晰且深刻地描述自身的自閉症經驗。她詳細描述自己的思考過程、解釋她的感官敏感度、說明自閉症各種不同的學習模式，並提及她在成長過程中所面臨的諸多挑戰。

在天寶開始寫作和公開演講之前，我們對自閉症的了解以及誤解主要都來自研究報告，以及一些父母和其他觀察者不完整的描述。天寶所說的大多證實了固有的觀念，她有些見解則跟固有觀念相左。但有一件事是明確的：自閉症人士有完整心智和真知灼見，有些人對自己的經驗有很深刻的洞察。

幾十年後，天寶依然是最有名的自閉症人士，但另外也出現了不少表達力強的演說家，以及對自身經驗很敏銳的記錄者。我的工作讓我有如此殊榮可以認識這樣的人，有些還成為我的好朋友。與他們以及他們的家人朋友的分享、傾聽他們的心聲、與他們一起參加工作坊等等的經驗，讓我更深地了解自閉症，提供了我所欠缺的深刻觀點。

其中有三個人特別影響了我的觀念，他們的見解幾乎引導了我每天的工作：羅絲．布萊波恩（**Ros Blackburn**）、麥克．約翰．卡利（**Michael John Carley**），以及史蒂芬．蕭爾（**Stephen Shore**），他們三位都幫助了我和無數人了解自閉症，以及該如何幫助泛自閉症人士活出有意義的人生。

當我提到這些人時，有些人質疑或略顯疑惑這些口才便給的人，如何能準確地代表那些無法言語者，或面臨更嚴重挑戰者的經驗？我的回答是：如果他們不能，還有誰能？還有誰能比這些每天與自閉症共存的人更能說明自閉症經驗？我非常感激這三位，因為他們說出了任何研究都無法揭櫫的真相，我很樂意在此分享一些他們教給我的寶貴經驗。

羅絲·布萊波恩：「我不社交。」

我初次見到羅絲·布萊波恩是在密西根州的一個自閉症會議上，當時我的同事，也是知名的自閉症專家卡洛·葛雷（**Carol Gray**），招手示意我過來見見這位從英國來的年輕女性，她將談談她身為自閉兒的成長經驗。我們握手，當時三十多歲的羅絲含糊不清地說著：「要八見都華」。我只好請她再說一次，她說了好幾次之後，我終於聽懂她說的是：「要不要見見史都華？」

我一臉茫然。

「史都華，」她說：「《一家之鼠》的史都華。」

我點點頭，於是羅絲帶著頑皮的笑容，從她的外套口袋拿出了史都華造型的布偶小老鼠。「貝瑞，這位是史都華；史都華，這位是貝瑞。」她說。

這就是羅絲：童心未泯、古怪頑皮，又獨一無二，並且讓人驚奇連連，更不用提她對有興趣的電影所展現的熱情。

羅絲說這是她的真實本性，是她的自閉症自我。隨著時間的經過，她也學會用另一個自我來面對這個世界，也就是內斂、禮貌、拘謹的那一面。這樣的分裂是在她童年時期開始的。她從小就被診斷出自閉症，她的父母很清楚她的挑戰，但也教導她面對世界所需要的社交技巧。

雖然她的父母很有慈悲心，但他們同時也很嚴格，不容許自閉症成為不當行為的藉口。他們的作法造就了她經常分享的意見：父母應該對自閉兒有很高的期待，但也要給予同樣高的支持。

當羅絲在說明自閉症時，描述她的生活幾乎無時無刻都與焦慮和恐懼的感覺為伍。她很喜歡提到軍人、警察和消防員等，都需要接受訓練，好在面對驚慌時保持冷靜。但對自閉症人士就不是如此，「我們沒有受過那種訓練，所以我們每天都感受到那種驚恐。」

更加重那種恐懼的就是被迫進入社交環境中。她在面對大群觀眾時能夠泰然自若，不會感到緊張，因為她感覺能夠掌控。但是在面對非正式的社交場合反而會讓她驚恐，因為她無法預測別人會說什麼和做什麼。「我不社交的。」她很喜歡這樣說。

我有一次曾經在飯店大廳跟她碰面，那裡有一群小孩子在追逐玩鬧，其中有一個小孩子撞到咖啡桌，差點跌在她身上，她立刻出現驚恐的神情。「看到沒？」她有點被嚇到地說：「這就是我不喜歡小孩的原因！」

儘管她討厭社交場合，但她沒有尷尬的感覺，因為她完全不在乎別人對她的看法。羅絲常說，她最大的能力，其實也就是她最大的殘缺。她的意思是，人們看著她，總以為因為她是個聰明、表達能力強的演說者，所以她的內在一定也是個自信的人。

事實上羅絲覺得這個世界太令人難以忍受了：吵雜、困惑、無法掌控，充滿突如其來的事件和令人摸不著頭緒的社交規則。當她有強烈的情緒性反應時，可能會影響溝通能力，甚至會讓她完全無法忍受社交場合。

她漸漸找到了方法來克服這些挑戰。她最喜歡的方法就是在蹦床上跳躍，這是可以讓她釋放又能帶來快樂的活動。她在旅行時，都會有一位旅伴，其中一位她稱作「看護」的年輕女性會與她同行。

有一次，羅絲前來參加我協助主辦的會議，同時我有榮幸邀請女演員雪歌妮．薇佛（Sigourney Weaver）一起參加，她即將在電影《雪季過客》（*Snow Cake*）中扮演一位有自閉症的女性，我歡迎她花點時間跟羅絲在一起，以便琢磨她劇中的角色。會議結束後，她們兩位和其他人一起到我家吃晚餐，但正當我們一群人在討論物流概念時，羅絲突然插嘴：「貝瑞，我現在真的很需要跳一跳蹦床。」

蹦床？這裡是羅德島冬天的一個傍晚，滿地覆蓋著白雪，我不知道要上哪兒找蹦床。然後我們當中有一位叫蘇的母親開口：「貝瑞，我家後院有張蹦床，是我兒子在用的，我們才剛把雪剷掉。」

羅絲就像小孩子聽到聖誕節多了一天一樣，笑得合不攏嘴。「我可以去嗎？」

羅絲和雪歌妮．薇佛一起去了，穿著厚重的冬衣在一個郊區的後院跳躍著。羅絲之前才做完兩個小時的演講，已經裝腔作勢一整天了，現在她需要一點時間做回真實的羅絲。（因為這個經驗，雪歌妮．薇佛建議《雪季過客》的導演馬克．伊凡斯（Marc Evans）在片中加入蹦床那一幕。）

在她們來訪期間，我最喜歡的一個時刻就是當羅絲在教雪歌妮如何演「自閉症」的時候。

雪歌妮：羅絲，我注意到當妳很興奮的時候，妳會舉起妳的雙手在頭的兩側，然後前後搖晃，同時兩手在耳邊揮舞。（雪歌妮示範那個動作。）

羅絲：不是那樣，比較像是這樣。（羅絲把身體向右傾，同時做出同樣的動作，調整雪歌妮的動作，然後雪歌妮模仿她。）好多了，妳學會了！

羅絲還喜歡花式溜冰和某些類型的電影。在她第一次來到我們普羅維登斯（Providence）的聚會發表演說之後，我又邀請她一次，但她有點遲疑，她已經說過她的故事了，她不懂為什麼還要再邀請她去一次；再者，旅行會讓她非常焦慮，而且參加聚會等於是被迫處在社交場合中。（羅絲的看護給她很大的支持，她們會幫忙協調不熟悉的狀況和地點。）最後，我提議要帶她去紐約中央公園，讓她可以到她最愛的電影中的場景沃爾曼溜冰場溜冰，她才終於答應前來。這位以深刻見解風靡所有聽眾的女子，像女孩子般開心地滑行在溜冰場上，她隨身帶著小史都華，後來又把小史都華擺在中央公園各個角落拍攝。

就在那次的行程中，羅絲和我以及其他四個人一起到一家擁擠的義大利餐廳，帶位員領我們到中央的一張桌子，我們準備坐下時，羅絲焦慮地搖著頭。「不能坐這裡。」她說。

我找不到其他的辦法，但帶位員看出羅絲的不安情緒，就帶我們前往還沒開放的區域。羅絲選了一個靠牆的桌子，讓她可以背靠著牆坐著。

「我很討厭四聲道立體聲，」她說。「而且如果我的眼角餘光有太多動作的話，我會覺得很焦慮。」雖然羅絲有很多挑戰，但她其中一項最大的優勢，就是能敏銳覺察到自己的需求和限制。

大部分的人覺得重要的事，羅絲都不為所動。在蹦床那件事之後好幾年，我們又重逢，我問她最近是否還跟雪歌妮·薇佛聯絡。「有，」她說。「她去年來倫敦，我們有見面。」

我再問見面的細節，她說雪歌妮邀請她去「某一部電影」的首映，她們一起走在一條紅地毯上。我把線索連起來，發現她說的是：羅絲去參加史上賣座最好的電影《阿凡達》（*Avatar*）首映會，而且是跟演出那部片的明星一起。

「哇，真是難得的經驗！」我說。「感覺怎麼樣？」

羅絲直白地回答：「真的很吵，而且很擁擠。」

另一個挑戰是：不誠實。「說謊對我來說是很困難的，」她說。「例如，當我寧可去跳蹦床時，要我說『很高興見到你』也是一件困難的事。」

她頑皮的那一面是無拘無束的，羅絲經常帶著她喜愛的玩具去旅行，例如一盒小玩具，裡面有她拿出來給觀眾看的塑膠蜥蜴。為了惡作劇，她搭飛機時都會帶著鏡子，為什麼？她會利用鏡子把陽光照進同行旅客的眼睛，然後看著他們生氣的反應，自己覺得很開心。

在羅絲的一場演講結束後，我問其中一位觀眾有什麼感想。這位母親告訴我，她對羅絲的演講又愛又恨。她愛的是羅絲提供了一道窗，讓她知道她兒子如何感受這個世界，但她恨羅絲的人生經驗聽起來是那麼地痛苦。

我能了解她的意思，或許羅絲比我認識的任何人，更能讓我明白那些覺得這個世界會帶來焦慮且令人難以忍受的自閉症人士的挑戰。當我看著一位不能開口說話，並被迫進入一個吵雜混亂房間的三歲孩子的眼睛時，我就想到羅絲，我也知道這個小孩並不是任性或不聽話，這個孩子是在害怕。

羅絲也知道父母和專家該如何幫助處在驚慌或焦慮的自閉症人士。

「不要干涉我太多，也不要跟我說太多，」她說。「只要安靜地支持我，用你的陪伴支持我。」

我們需要聽聽我們能做什麼

在麥克．約翰．卡利三十六歲的時候，他的四歲大兒子被診斷出亞斯伯格症候群。醫生在做出診斷之後，轉向麥克說：「現在，我們來談談你吧。」

幾天之後，麥可也被診斷出亞斯伯格症候群了。

他的第一個反應是震驚，他怎麼會活到三十五歲了都不知道自己有泛自閉症？他有個美滿的婚姻，外交官工作也一直做得很成功，還曾經到過像波斯尼亞和伊拉克等熱區。同時他還是個成功的劇作家、有名的棒球投手、有才華的吉他手，還在當地的 **NPR** 電台擔任主持人。

一開始他隱瞞他的診斷，但當他愈回顧他的生活，就愈明白，他一直感覺他無法跟其他人連結。他在傳統保守的私人高中就讀時，很難適應，老師認為他是一個行為有問題的孩子，還懷疑他可能有嚴重的心理問題。後來他轉到比較彈性、多元的特許學校（charter school），他在那裡就如魚得水了。

但是在他之後的人生中，許多經驗和遭遇讓他困惑不已，他不懂為什麼人們要閒聊，也永遠無法明白調情的潛在規則。朋友若問他關於某個主題（政治或某個新聞事件）的看法，他會展開冗長的回答，讓聽者都要翻白眼了。朋友會突然跟他切斷關係，通常是因為麥克說了冒犯他們的話，但之後他仍然不明白他做錯了什麼。

一開始確診的震驚，慢慢地變成寬慰，最後甚至變成自豪。這個診斷變得不是負擔，而是一種新的啟示。

麥克一向熱衷於自己的工作，慢慢地他開始重新安排自己的生活，將精力投注在為泛自閉症人士爭取權益上。二〇〇三年，他創立了「亞斯伯格症候群全球與區域性合作組織」（Globaland Regional Asperger

Syndrome Partnership, GRASP），身為執行長，他協助讓這個組織成為全國最大的泛自閉症成人組織。他把焦點特別放在青少年和成年人，因為他覺得這是最被忽略和最被誤解的族群。他出版了一本重要並且受到好評的書：《與亞斯伯格症快樂共處》（*Asperger's from the Inside Out*），它是一本自傳，同時也是泛自閉症人士的自助指南。他又進一步創立了「亞斯伯格症候群培訓與就業合作組織」（Asperger Syndrome Training and EmploymentPartnership），與大公司合作，協助訓練經理能善加管理現存的自閉症員工，以及提高他們雇用新的自閉症員工的信心。

麥克是一位直言不諱的評論家；二〇一二年，「美國精神醫學學會」（American Psychiatric Association）考慮將亞斯伯格症從正式診斷中去除，最後也真的做成這個決定了。他很擔心這個改變會讓正確的診斷變得更困難，也會讓大眾對亞斯伯格症更不易了解。他也強烈感覺泛自閉症人士應該要有直接的聲音，來推動對他們有影響的政策。

多年前我邀請麥克在一個研討會上演講，我第一次見到他時，立刻被他便給的口才、充沛的活力，以及高度的專注力所震懾。在他開始談到他的興趣之前，你肯定猜不到他有泛自閉症。他的說話速度很快、他的握手很有力、他的擁抱非常緊、在交談時他會跟人站得很近。跟麥克交流是很有意思的經驗。

當我得知他曾代表「退伍軍人和平組織」（Veterans For Peace）在聯合國發言時，我很驚訝一個有亞斯伯格症的人，竟然能在外交工作上如此成功。我們總認為一個人要表現得宜，需要有極大的社交領悟力和隨機應變的能力，但麥克告訴我，外交禮節充滿了嚴格的規定，而一旦他完全掌握之後，比起較不正式（較缺乏架構且難以預測）的社交場合，其實就更容易表現得體。

他在事業上的極大成功，使得他比其他父母更容易接受自己兒子的診斷。他曾說，其他人可能會為他們的孩子祈求一個光明的未來，「而我佔優勢的地方是，我有經過驗證的信心。」也就是說，他自己的人生就是一個自閉症人士的奮鬥和潛能的見證。

他認真又有衝勁，同時還有令人羨慕的幽默感，能夠自我解嘲。我曾經到他的度假小屋玩，看到了一把吉他，我知道他吉他彈得很好，就請他彈奏一曲。麥克拿起吉他，開始彈出藍調的和弦：「好的，但你即將聽到整整十二分鐘的藍調，」他微笑著：「別忘了，我有亞斯伯格症，我必須要有完整的感覺，所以曲子沒彈完我不會停下的。」

身為盡責的父親和丈夫，麥克還在他兩個兒子的棒球隊擔任教練。他決意要成為亞斯伯格症兒子的正面典範，經常談到必須讓自閉症孩子接觸已開創美好人生、擁有幸福家庭和成功事業的自閉症成年人。

麥克其中一個偉大見解是：一位有自閉症的青少年或成年人，與其說是自閉症的產物，不如說是他人生經驗的產物。麥克非常關心有些自閉症人士由於誤解社交情況和被別人誤會，而產生不少嚴重的心理問題。他說，雖然人們很容易把自閉症當作是所有痛苦和挫折的原因，但只要有適當的支持，許多人都可以建立情緒健康、有成效的成功人生。

他也是一位代言人，能夠用聰明跟洞見解釋自閉症經驗。他的中心思想在於發展信任關係的重要性，以及發展信任關係對泛自閉症人士之所以如此困難的原因。麥克特別解釋對一般人或許沒什麼太大的感覺，但卻讓自閉症人士感到痛苦的一些經驗。例如，對自閉症人士來說，被限制就等同於在身體上和心理上遭受打擊。對於對聲音很敏感的人，尖銳的噪音或甚至喊叫聲都可能引發疼痛。不斷地遭受這種討厭的經驗，可能會帶來很大的挑戰。另外麥克也致力於幫助那些缺乏家人支持，以及生活充滿焦慮、壓力和恐懼，導致有酒癮和毒癮的自閉症人士。「亞斯伯格症候群全球與區域性合作組織」在許多城市建立了支持團體，有面對面的團體，也有網路上的社群，可以連結面臨同樣挑戰和奮鬥的人。

他決心與其他自閉症人士分享他轉變過的看法：他們在生命中所忍受的許多痛苦經驗，並非源自於他們的個性，而是他們與生俱來的，以及其他人無益的反應。

這正是他在二〇一二年十一月在國會山莊所傳遞的信息。當時美國眾議院監管與政府改革委員會（U.S. House Committee onOversight and

Government Reform）進行有關自閉症診斷迅速增加的歷史聽證會，邀請了兩位自閉病類群人士來作證，其中一位就是麥克（另一位是阿里．尼厄曼（Ari Ne'eman），是自閉症自我權利促進網（Autism Self Advocacy Networks）的發起人），他發表了動人的證詞，說把自閉症當做疾病來治療，是「沒有醫學根據的」。「不管我們有沒有自閉症，我們都需要成長，我們需要聽到人家告訴我們，我們做得到的事，」他說：「而不是我們做不到的事。」

史蒂芬．蕭爾：「他們接納了我。」

史蒂芬．蕭爾這樣描述他的幼兒時期：他的發展正常，一直到十八個月大時，他說，那個時候「自閉症炸彈」襲擊了他。他的溝通能力消失了，他無法再跟爸爸和媽媽眼神接觸，而他的父母只能困惑地看著他不停地撞頭。他似乎很疏離，不斷地做出自我刺激的行為：搖晃、旋轉、揮舞。

在一九六〇年代初期，這些挑戰很罕見，因此他父母花了一年時間才知道該去哪裡找人診斷。一九六四年，他終於被診斷出自閉症，醫生覺得史蒂芬「病得太重」，門診無法治療，醫生唯一的建議就是讓這個孩子進入收容機構。

所幸史蒂芬的父母沒有聽醫生的意見，他們照著自己的直覺而行，史蒂芬說，他們開始進行現在所謂的在家早期療育計畫。而在當時，他們的作法只是被認為是極為嚴格的教養。他的母親堅決讓他與外界保持連結，努力誘導他參與音樂、運動和感官整合的活動。一開始他的父母想藉由讓他模仿他們來學習，結果發現不管用，後來他們就開始模仿他，而這樣做吸引了史蒂芬的注意，也開始學習建立關係。

「最重要的關鍵在於，我的父母接受我這個人的原貌，」一直到四歲才會說話的史蒂芬說。「但同時他們也知道還有很多挑戰需要克服。」

成年之後的史蒂芬，一生致力於幫助自閉症人士及其父母去克服障礙，以及為他們自己建立一個有意義的人生。他拿到特教的學位、寫過好幾本書、向政府提出自閉症相關政策的意見、在艾德菲大學（Adelphi University）教書，並在聯合國總部演講過；他經常到世界各地擔任顧問和演講，教育家長和專家；他還教自閉兒彈鋼琴，但沒教正常的孩子，因為他很難理解他們的思考方式和學習方法。

很多見過他的人都很訝異，一個自閉症人士竟會花那麼多時間在對一大群人演說。但對史蒂芬來說，演講只不過就像是很長的獨白，只是他自己的一種對話方式。他說，一談起他們的熱情時，自閉症人士可以說上好幾天。

愛說冷笑話也是他吸引人的一個地方。我認識那麼多自閉症人士，史蒂芬是最會開自閉症玩笑的人。有一次，當我們一起主持一個工作坊時，我和他出去散步，他看到地上有一根木棒，就把它撿起來，拿到眼前仔細端詳。「嘿，貝瑞，很棒的刺激玩具！」他咧嘴笑著說。

他總是帶著自嘲的口吻來訴說他的婚姻。史蒂芬是在讀音樂的時候遇見她太太的，當時她是中國來的交換學生，他們兩人分在同一組，要互相檢查對方的功課。他們經常見面，有一天在海邊時，她牽著他的手，親吻他，還緊緊地擁抱他。他依據「社交情景故事」（social stories）（那是我的同事卡洛．葛雷所設計出來幫助自閉症人士了解社交情境的方法）來解釋自己的反應：「有一個社交情景裡面說，如果一個女人親吻你、擁抱你，同時握著你的手，那可能表示她想當你的女朋友。」他也知道他可以有三種回應：「好、不好，或是再做進一步的分析。」他決定選擇「好」，然後在一九九〇年他們結婚了，一直到現在。

史蒂芬輕鬆看待他自己心智（以及他遭遇的許多挑戰）的能力，帶來了讓人精神為之一振的觀點，打破了一般人認為自閉症是一種讓生活蒙上陰影的沉重負擔這個錯誤信念。

他的幽默感或許也跟他的另一個獨特的特質有關：以一個自閉症人士來說，史蒂芬格外地冷靜且踏實。大部分的自閉症人士都提到自己有嚴重的焦慮，但史蒂芬輕鬆自在的神態，說明了自閉症人士之間也存在著差異性。我見過他在不同的場合，像是面對觀眾、在小團體中，以及一對一的時候，他都一貫地心平氣和、體貼、自在，而且好相處。

這並不代表他沒有其他自閉症人士必須忍受的情緒失調。當他得穿西裝打領帶時，他就感覺到非常彆扭；他通常都戴著棒球帽來遮住眼睛，避免被直視；回想起小時候剪頭髮簡直就是酷刑，因為他無法向父母表達他的不舒服。記住別人的臉孔對他來說是一件艱難的挑戰，所以當他在大學教書時，常常沒辦法把名字和臉孔對上，即使已經上了一學期了。

在另一方面，史蒂芬很清楚要如何才能讓自己平靜。他長時間在外旅行的其中一個原因，就是他很喜歡坐飛機的感覺。這點在自閉症人士當中也是很少見的，因為通常在飛機上會讓他們情緒不穩，自閉兒特別覺得待在機艙裡非常受拘束，而且跟那麼多人靠得那麼近更是難以忍受。但史蒂芬很喜歡飛機起飛所帶來的身體感受，因此他經常旅行。

他也不斷地傳遞他認為有必要去分享的訊息。我所認識的每一位覺得有義務將親身經歷用來教育人們的自閉症人士，都有特別的訊息要傳達。天寶．葛蘭汀的重點在於將特殊興趣轉成事業的潛能；麥克．約翰．卡利則強調幫助缺乏強大家庭支持的自閉症人士，以及教育雇主了解自閉症的必要性。史蒂芬其中一個核心訊息是，說明真相的重要性，也就是說，以最設想周到的方式，在適當的時間點，將診斷告知孩子。

他對於這個問題的敏感，或許源自他父母在向他說明他的挑戰時，所展現的關愛和體貼。在我所認識的自閉症人士當中，史蒂芬是對自身的經驗最有意識的人，也最了解分享自己的故事對別人會有多大的幫助。

在他故事的核心，是一對父母，雖然被醫生告知孩子沒有希望了，仍然不為所動，反而依循自己的直覺，用創意和愛來撫養他們的小孩。自然而然地，這個孩子進而奉獻自己的生命，去幫助其他有相同挑戰的家庭，讓那些父母看到，雖然自己的孩子被醫生判定無效，依然有不可測度的潛能。

10 長遠的規畫

撫養自閉兒的父母很難對未來有什麼觀點，他們被每天煩雜的照顧問題壓得喘不過氣來，因此很容易忘記，不管現在發生什麼事，都只代表了當下的情況。若一個小孩子彷彿被困在一個令人苦惱困惑的行為模式中，父母必然很難想像她未來能有改善，尤其是在早期階段，父母擔心孩子永遠無法發展語言能力，或永遠不會進入幾個相應的發展階段。父母擔心女兒會永遠把她的動物布偶排得很整齊，或擔心兒子永遠不會想跟其他的孩子建立關係。對自閉症人士造成巨大壓力的因素，也同樣會在父母身上引發巨大的壓力，那個因素就是不確定性，以這個例子而言，是對未來的不確定。

我們必須記住，自閉症人士也跟我們所有人一樣，都會經歷幾個發展階段。「自閉症不可能長大就沒有了，」一位本身也有泛自閉症的母親迪娜·賈斯納（Dena Gassner）如此說。「自閉症是慢慢發展出來的。」而且每個人的旅程都不相同。

為了提供看法、智慧與洞見，我分享四個家庭的經驗，我是從學前班就認識他們的兒子，也看著他們從青春期進入成年期。我之所以分享這四個例子，並不是因為他們是具有代表性的典範，而是要分享我從這些年輕人以及他們的家人身上所學習到的寶貴經驗。我希望其他人在看到他們如何進步、如何克服挑戰、如何成長茁壯，以及如何找到遠景和愛，能夠獲得對自己有用的珍貴教訓。

蘭道爾家庭：「只要有機會，他必會全力以赴。」

最早是安迪·蘭道爾的祖母，建議他父母帶他去讓醫生診斷，因為她發現孩子有點不太一樣。

當時安迪三歲，但之前有段時間已經出現困難的狀況。他在二十個月大時，他的母親珍發現，他已學會的語言正在慢慢消失。安迪已經學會十五個詞彙，後來有些就不再使用，結果也沒有再增加新的詞彙，一位小兒科醫師向珍保證她的兒子沒問題。不久之後，他們二歲半的女兒愛莉森被診斷出有癲癇，因此珍和她的丈夫鮑伯很自然地就把注意力轉移到女兒的問題上。

在這段期間內，珍愈來愈覺得安迪有些變化，他很少跟她做眼神接觸，也不再用手指物品或人。珍的母親是位一年級的老師，感覺到不對勁，但她提醒珍的時候，珍一開始並沒有放在心上。

後來，在一九八八年十二月的某一天，珍在看電視，看到一部新電影《雨人》（*Rain Man*）的片段。「就像有人朝著我肚子給我一拳，」她回想。「我當時立刻知道，這就是安迪的問題。」

安迪經過學校的心理醫生診斷後，珍直截了當地問，她兒子是不是有自閉症。心理醫生說，沒有，她（錯誤地）認為自閉兒不會跟母親有那麼強烈的連結。她的診斷是：嚴重的語言發展遲緩。

珍感覺鬆了一口氣，但是安迪的語言能力一直在退化，最後完全不會說話了，在他餓的時候，就直接拉著珍或鮑伯走到冰箱。他可以持續發脾氣一小時以上，同時猛烈地跳躍，連樓下鄰居都可以感覺到屋子在震動，幸運的是，還好鄰居是位有同情心的朋友。九個月來安迪的睡眠都斷斷續續的，珍只好睡在他臥室外面的一張沙發上，好隨時進去安撫他。

安迪在將近五歲的時候，珍才終於去向學區的特教主任尋求協助。該學區將她轉介給一位心理醫生（不是幫忙安迪的，而是幫忙她學習教養技能），但這位心理醫生在聽完珍的敘述、見過安迪並審閱過他的診斷之後，把所有拼圖拼在一起，她說：他很明顯有自閉症。

當下珍很高興聽到這個消息。「就好像我在一個暗無天日的房間裡，突然有人把所有百葉窗都打開了。」她回想。「我感覺像是沐浴在陽光下。」

有了診斷之後，她感覺又重新拿回力量了。她開始閱讀所有自閉症相關的書籍，去尋找其他父母，加入自閉症促進團體，並且讓安迪進入一個全天的特教課程。

她丈夫花了更長的時間才明白他兒子的障礙有多嚴重。有一次珍意有所指地提到，他們的女兒愛莉森很可能永遠都不會成為姑姑了，但鮑伯似乎聽不懂她的暗示。「我們的觀念有點差距。」她說。

在一九九〇年初期的當時，被診斷出來的自閉症還沒有那麼多，媒體也很少討論，因此這對夫妻需要花很大的精力跟親朋好友解釋自閉症，同時也要反駁批評的論調。珍自己的父親就對安迪的狀況不了解，把他的問題怪罪到珍的頭上。珍積極幫助兒子面對這個世界，但其他親戚質疑她的教養方法，認為孩子會情緒崩潰，都是因為她太溺愛所造成。

儘管有這麼多批評指責，她還是從其他幾個自閉兒的父母那裡得到支持鼓勵，那些父母不但了解她的困境，還鼓勵她提高對安迪的期許。他們告訴她，潛力無上限，還不到踩煞車的時候。

安迪雖然有諸多挑戰，但他的個性非常陽光。他喜歡倒立在躺椅上，還笑得震天嘎響，他的父母忍不住也跟著一起笑。而且小孩子都很喜歡他，有一個住在同一棟大樓的小女孩特別喜歡他，每當她看到安迪一個人坐在公園或遊樂場時，就會找他一起玩，拉他一起盪秋千或是邀他一起玩抓鬼遊戲等等，雖然他不懂規則，也會親切地參與。

對珍和鮑伯來說，他們盡量不要讓安迪的挑戰阻礙了全家人的正常活動。他們刻意讓他從小就接觸各式各樣的人、體驗各種經驗；他們會帶他去教會，並讓他經常到一位姑媽家或鄰居家過夜。鮑伯每星期會帶他到當地基督教青年會（YMCA）游泳，兩夫妻也會帶著他一起上餐館和參加社交聚會。這些機會幫助安迪學習適應不同的環境和不同的人。

雖然安迪也會說一些自發性的語言，不過他大部分還是用仿說來溝通，他最喜歡說的是從《蘇斯博士》（Dr. Seuss）兒童讀本選出的一個句子：「我們戰鬥了一整晚。」他總是在感覺不高興，或覺得別人在生氣時會說這句話。很多時候他仍然需要靠實際動作來溝通，像是推別人到他想要的東西面前，或是到他想去的地方。他在溝通上的困難讓他非常沮喪，使他經常在商店和餐廳裡情緒崩潰，但蘭道爾夫妻還是持續進行正常的家庭生活。

安迪到了青春期時，事情變得更為棘手，他父母在回憶時才發現當時有多麼不容易。他念的私立學校是自閉症專門學校，但他在學校裡還是很悲慘。當他發脾氣時，教職員工會把他綁起來，甚至把他關進禁閉室裡。他開始出現痙攣、頭和肩膀急劇抽動，教職員工想用行為療法來消除這個問題，但沒效。一位看過他有家裡狀況的治療師建議用強硬的方法，鼓勵珍和鮑伯去「當面制止他」，「讓他知道誰才是老大」。因為這種種的挑戰，安迪沒有參加任何課後活動。

他經常地情緒失調，在家也常情緒崩潰。他把家裡的牆都打出洞來，還打破了車窗和擋風玻璃。他很憤怒、困惑，而且不知所措。

有一段時間他父母還是相信那所私立學校，畢竟它風評很好；但漸漸地，珍的直覺告訴她，安迪繼續待在那裡只會變得更糟，不會更好。後來有一位特教顧問也幫忙證實了她的感覺，告訴她：「安迪並不想做出這樣的舉動，他自己也很害怕。」

這個決定就成了一個轉捩點。「所有告訴我，當孩子失控時必須去制止他、指責他的人，」她說：「他們全都大錯特錯，他受傷了，他沒有像個人一樣地被對待，那就是他失控的原因。」

在安迪十二歲的時候，他們把他從學校救出來。珍淚流滿面地向兒子道歉，害他在學校經歷那些折磨，而很明顯地，他兒子似乎原諒她了。「我們要給安迪更好的，」她回想。他們找到一家位於麻薩諸塞州東南部的一個公立特教機構，叫「南海岸教育合作機構」（South Coast Educational Collaborative），在那裡安迪受到支持團體的熱情歡迎，而且學校的老師很明理，能接受家長的意見。珍提出她曾聽過一個為自閉症學生設計的閱讀計畫非常有效，老師毫不猶豫地著手嘗試。她在第一天實行這個計畫時，安迪生平第一次念出了文字，就在十三歲的時候。

「他們明白安迪不只是一個問題，他有他的能力和潛力，」珍說。「他們用尊重來對待他，他們把他當人來尊重，他們也很重視我，真正把我當成團隊的一份子。」

這也是安迪到了二十二歲時突然難以適應的原因，因為他的年齡已不能再參加這個計畫了。安迪一向很勤奮，忙碌的時候就是他最開心的時候：拿垃圾出去倒、洗衣、吸地。珍仔細研究州政府贊助的十個為失能成年人所開設的課程計畫，她覺得沒有一個吸引人，但無論如何還是幫安迪報了一個課程，因為他需要去上課。

結果確實令人失望，組織鬆散，設備不全，無法支援安迪的障礙。他的行為退化，但珍和鮑伯依然期望有所改善。結果還是一直沒有改善，他們就幫他退出課程，帶他回家，在家裡由珍安排他的作息和活動。現在他還有一位生活技能教練在教他工作場合的適當行為，以及像是購物和搭交通工具等日常活動。他在二十八歲的時候就在超市打工，負責整理推車。

現在回顧起來，鮑伯承認他花了很長的時間才接受他有一個自閉兒，以及他的兒子不可能去打小聯盟，也不可能開車，或許也不會建立家庭。

「一旦我終於接受這一切了，」他說。「也就開始接受他的原貌，而我很驕傲他變成這樣的人。如果有人給他機會，他必會全力以赴。」

安迪依然很少說話，主要是靠肢體動作來溝通（例如把他的額頭靠在他母親的額頭上），以及他喜愛的幾個句子。幾年前他開始把他妹妹艾莉喚做「艾莉貓」，現在他會把「貓」加在許多小女孩和女性的名字後面，這代表這些人讓他感覺相處愉快。他把綜合點心稱做「酥脆小星星」，那是他小時候從「幸運符」（Lucky Charms）麥片廣告裡聽來的。當他覺得需要道歉時，他有時會說「不可以讓媽咪痛痛」，這是在他剛進入青春期時情緒失控動手打人的時候，珍對他說的話。

他一個星期打好幾次棒球、去觀賞波士頓棕熊（Boston Bruins）的曲棍球比賽、去高爾夫球練習場，還去動物園。他很喜歡用沙和顏料創造抽象畫作，還創作了許多藝術品，有些擺在家裡的客廳，有些還放在當地的藝術館內展覽。他也有一種可愛的頑皮個性。當他搭其中一位很常來往的老師的車子時，有時候會把瓶蓋塞進車子的排氣管，樂得看她會有什麼反應。

珍還記得自己年輕的時候，是聽到有小孩子在超市哭，會質疑這父母是怎麼當的那種人。現在不是了。「安迪教我如何當父母，」她說。「也教會我好事會以各種不同的方式降臨。」

不管自閉症如何影響安迪體驗這個世界的方法，她認為他不侷限於此。「他不等於他的自閉症，」珍說。「他是一個很棒的人。」

柯雷雅家庭：「他教會我如何過我的人生。」

當凱西．柯雷雅最早感覺到兒子馬修可能有自閉症時，她一開始的反應是害怕。

凱西在大學畢業之後，就在一個庇護工廠負責管理員工，那個庇護工廠都是有自閉症的成年人和其他有發展障礙的人，在將珠寶的零件分類。有些員工已經在收容機構待了一輩子了，她很難想像她的兒子也會有這樣的命運。「當他們開始用自閉症這個詞來提到我自己的兒子時，我心想：『他們打算對他做什麼？』」她回憶。「那是我的情緒性反應。」

但這並不表示她在馬修小時候沒有懷疑過他有一些障礙。凱西有兩個兒子，馬修是小兒子，他在幼兒時期可以說話，能輕易表達他的需要，但他沒辦法正常對話。他不是用自己的話來說，而是模仿他聽到的任何話。他會站在電視機前面看，完全沒注意到自己擋到哥哥了。但是當凱西把這些問題向一位小兒科醫師提起時，醫生建議她不要太早下定論，等馬修去上學前班，跟其他小朋友有更多互動再看看。

到學前班只上了兩個月的課，老師就注意到他的障礙。在和凱西和她丈夫大衛的一個會議上，學校老師提到馬修很少跟其他小朋友一起玩，經常一個人進入重覆性的活動，在焦慮的時候還會揮舞手臂。雖然老師所描述的狀況他們並不意外，但他們還是沒有聯想到自閉症。他們的鄰居正好有一個大馬修幾歲的兒子，被診斷出自閉症，但那個男孩完全不會說話，而馬修卻是個愛說話的小孩，經常重覆他父母所說的話。

當一位醫生幫他診斷出「廣泛性發展障礙」（Pervasive Development Disorder）（那是當時用來指「泛自閉症」的用語），父母兩人的反應正好相反，大衛相信這個診斷是正確的，但想要再等一等，看看馬修的發展是否會進步；而凱西立刻去尋找其他父母和自閉症團體，想盡量搜集所有的資訊和幫助。

當她看著自己的兒子受苦時，從和其他母親的連結中找到了安慰。有時候馬修因為無法溝通而感到挫折時，他會去抓爸媽和其他人。如果該出門了，而馬修還沒準備好的話，他會發狂、揮拳亂打。在家族聚會時，他有時會把表兄弟當成箭靶，揮舞手臂、用指尖抓傷他們。幸好大部分柯雷雅家的親戚都對他抱著愛和支持的態度。

馬修一、二年級的老師崔西也是如此；崔西當時剛進入這所主流公立學校任教，她天生就很受學生歡迎，能找到最好的方法來和他們建立關係。在剛上一年級的時候，馬修曾哭上一整天，但崔西會去關心他有什麼問題。有一次他抱怨做了可怕的惡夢，在他的請求下，崔西讓他帶領同學演出這個夢，這個過程幫助他突破夢境所傳遞的恐懼。

現在回想起來，大衛憶起他所謂的兩種馬修：在認識崔西之前那個封閉、沮喪的小男孩；以及更會表達、更快樂的男孩。大衛身為父親的經驗與馬修的發展並駕齊驅。「在他小的時候，對我來說非常艱難。」大衛說。「但等他發展到另一面的時候，那就是完全不一樣的經驗了。」

另一位老師介紹柯雷雅夫婦使用軟毛刷來按摩孩子的身體，刺激他的感官。這個方法對馬修似乎頗有效果。

但在別的方面馬修的教育就令人失望，且非常具有挑戰性，尤其是二年級之後。後來的老師沒有去發現他獨特的學習方法而因材施教，而只是用一套方法來應付所有人。就像其他泛自閉症人士一樣，他也能用強記的方式讀出書本的文字內容，但他的理解力一直非常低。

那些老師只看到馬修行為上的問題和學習障礙，而沒有去發掘他的強項，讓凱西覺得很沮喪，她不喜歡老師過度使用行為矯正方法，去獎賞或制裁她的兒子，她覺得這個方法沒有幫助馬修，反而讓他產生壓力。

凱西不斷地努力自學自閉症這門學問，終於有了回報。在一個自閉症會議上，她看到了一部影片，提到了看似微不足道或無形的挫折都可能會在孩子身上累積，最後會導致他攻擊別人或表現問題行為。影片中老師的回應方式，讓孩子壓力更大，情緒更失調。她立刻想起馬修最近出現的抽搐，還有用手指不停地纏繞頭髮，頭髮都被扯下了好幾撮。「當我看了那部片，我才明白那不是他的錯，」她回憶：「問題在於當時的情境。」

幾天後，凱西跟學校的心理醫生約了見面，分享她的看法。她建議改變馬修一連串的作息表，以及調整學校為了協助他紓解壓力和加強自我調適能力所採取的方法。心理醫生和老師都願意接受意見去做改變。對馬修來說，高中生活就快樂多了，他在一所特教合作機構入讀，參加一個協助進入成年階段的三年課程。

凱西繼續擴展她對自閉症知識的了解，不斷地過濾她讀到和學到的資訊，找出她覺得能幫助馬修溝通並學會調適自己的方法。然而，大衛卻採取完全相反的方針，他積極避免接觸這個主題的演講和文獻報告。「有關自閉症的文章我連一個段落都沒看過，更別提一本書了。」他說。這並不是因為他不想學習，而是決意要把焦點放在他的兒子本身，而不是在診斷上面。「從一開始，我就只想跟馬修互動，而且信任我的直覺。」

他愈這樣做，就愈發現馬修是一個討人喜歡的年輕人：敞開、純真、耿直、充滿愛。他的熱情所在總是讓朋友們覺得開心：時間、鐘錶、日曆還有運動（尤其是有計時的運動，像是足球）。在學前班時那麼不自在、那麼煩躁的男孩子，變成了一位平靜、隨和，且雖然有某些限制，但尚能夠隨心所欲、自力更生的年輕人。當凱西陪他去參加以前學校行政主管的追思禮拜時，「他穿梭在人群裡，與人握手並熱情地招呼，還跟人分享過去的回憶。」她回想。

他在許多方面都能自給自足。他可以走進潛艇堡餐廳、選自己要加的餡料，然後付錢；他可以記住當地超市的商品擺放位置（對這家庭採購有很大的幫助）；在家裡他自己的物品都排放整齊，也會幫忙設計菜單、表達喜好，若凱西買了他不喜歡的東西，他也會告訴凱西。他精通電腦，同時也嚴格執行全家人的作息表。

他還是有一些挑戰，儘管這些挑戰已不如從前那麼嚴重了。舉例來說，看到一個廣告捐血的招牌時，他會覺得很焦慮；在與人交談時，他仍然會大聊特聊他的興趣。他也了解自己的限制，不管那些限制是真實的還是自己加諸的，例如，雖然他有絕佳的方向感以及對車子的深入了解，他還是拒絕去上駕駛課。「他知道什麼是他可以做的，什麼是他不能做的。」凱西說。「我們並沒有去限制他，但他似乎知道他可以做的事和不可以做的事。」

他是否了解自閉症的影響，是另一件重要的事。在他高中生涯的最後一年，柯雷雅夫婦知道馬修的老師計畫在班級舉行一場自閉症的討論會，他們夫婦跟老師爭論該如何處理這樣的討論會，後來希望能夠不要讓馬修出席。凱西一向覺得有責任向馬修解釋為何他從來沒有跟他哥哥搭同一輛校車、為何其他人覺得很簡單的事，他會覺得那麼難，但是她從沒來告訴他「你有自閉症。」馬修的老師則認為，了解他的診斷對他的未來是很重要的，因為他將能夠在職場和其他地方為自己悍衛權益。他的父母認為，讓馬修知道自己的診斷，很可能會讓他覺得自己哪裡有問題，這樣更不值得。「孩子不等同於他的診斷，」大衛說。「你不是在跟你對他的概念互動，你應該跟站在你面對的這個人互動。」

凱西偶爾會跟馬修討論他的診斷，她會客觀地說明，幫助他了解為什麼有時候他需要額外的幫忙。馬修總是聽一聽，然後就立刻把話題轉到他有興趣的地方，例如他在花卉中心打工的事，他在那裡上架並幫忙清理，還贏得他同事的讚美和尊重。

至於未來，柯雷雅夫婦不急著把馬修推出去，而且馬修似乎也不急著去面對這個世界。他們很高興跟他一起待在家裡，馬修也很喜歡跟他們家庭的朋友交際。

當凱西回想起以前跟有發展障礙的人一起工作時，她記得功能最好的人都是跟家人住在一起的人。目前她和大衛很高興地提供馬修這樣的生活方式，同時他們也取得了回報。

「跟他住在一起，就像雙向道一樣，」認為他從兒子身上學到善良、誠實和熱情的大衛解釋：「他每天都教我如何過我的人生。」

多明哥家庭：「我們必須相信自己的直覺。」

鮑伯·多明哥最痛苦的一個記憶，是在他兒子尼克四歲的時候。尼克可以說話，但偶爾會把自己完全封閉起來，有時候又會努力想溝通。一位語言治療師建議鮑伯和他的妻子芭芭拉，只要可能的話，最好強迫尼克說話。有一天下午，鮑伯在廚房裡，尼克走向他父親，牽起他的手，拉他到冰箱去。

「你要什麼呢，尼克？」鮑伯問。

尼克沒出聲，拉著父親的手到冰箱門。

「你要什麼？」鮑伯遵照治療師的意見再重覆一次。

尼克好不容易說出一個字：「門。」

鮑伯很清楚地知道他兒子想要什麼：果汁。但他繼續逼尼克說出口。尼克只是發出咕噥聲。

「你要牛奶嗎？」爸爸拿起牛奶盒問。

咕噥聲，搖頭。

鮑伯拿起一罐醃瓜：「你要醃瓜嗎？」

尼克皺著眉，一付沮喪、消沉的樣子，蹣跚地走到廚房一角坐下來，默默地開始哭泣。

幾十年過後，那一幕還是歷歷在目，鮑伯和芭芭拉一想到就覺得難過。「他已經在溝通了，我為何還要那樣逼他？」鮑伯說。「根本完全沒必要那樣做。」

芭芭拉說，他們學到了一個教訓：該怎麼教兒子，他們應該相信自己的直覺。「身為父母的我們，如果覺得這是應該做的，那一定就是應該做的，」她說。「我們必須信任我們的直覺。」

那個直覺幫助這家人經歷了一段超過三十個年頭的旅程，這個旅程有挑戰、有悲劇，但也有驚喜。

尼克是多明哥家三個小孩中的第二個，當他還不到兩歲就開始出現聽力問題時，這個旅程就展開了。人家叫他的名字，他沒有反應；甚至對突如其來的聲響，像是拍手或鍋盆撞擊的聲音，也沒有反應。但如果媽媽在廚房喊一聲「冰棒！」他總是立刻跑過來。

他總是會把玩具排成一排，會揮舞手臂和手。他很容易生氣，會在沒有什麼明顯的理由下尖叫，有一次還很用力咬他姐姐貝莎妮的肩膀，都咬出血了。

在尼克兩歲半的時候，一位心理醫生診斷出他有自閉症。這對夫婦對自閉症所知甚少，但或許是因為芭芭拉從小和一位失明的哥哥一起長大，而鮑伯有一位姐姐從小有發展遲緩問題，所以他們並沒有一直怨天尤人。芭芭拉立刻去做功課，閱讀能找到的所有相關書籍，甚至打電話去糾纏作者和專家，請他們給予意見。他們找到能提供支持的專家，並透過我在普羅維登斯的布萊利兒童醫院（Bradley Children's Hospital）協助主持的計畫，與其他自閉兒家長建立關係。

雖然這些支持有很大的幫助，但尼克依然有極大的挑戰。無法持續用語言溝通，有時候讓他深感挫折，還經常抓傷他的父母，有一次還傷了他父親右眼的角膜。他還常常跑出去；有一次尼克在看卡通時，芭芭拉離開房間一下，回來時發現他不見了，整個屋子都找不到他的蹤跡，芭芭拉驚慌地跑到外面去找，擔心他跑到附近的湖邊，很可能會淹死。幸好在他接近湖邊之前，有一位陌生人發現他，覺得有點不對勁，所以陪著他在那裡待一會兒，終於等到芭芭拉出現。

尼克大部分是靠著仿說來溝通。有時候他會語出驚人地說出一句富有哲理的話，然後他的姐姐貝莎妮會根據情境，找出他是在模仿那一部電視劇的對白。

在很早的時候鮑伯就發現，保持幽默感，並讓事情變得有趣，是尼克發展的重要關鍵。鮑伯注意到運動能讓尼克平靜下來，所以就發明了一個「暫停奔跑」的遊戲，孩子們可以在房間裡狂奔，但當他喊暫停時，大家就不能動。鮑伯還發現，當他跟尼克玩搔癢遊戲時，尼克就對社交互動愈敞開，因此鮑伯就利用這些機會來連結並教導新技能。

到了該上學的時候，全家人從麻薩諸塞州的瀑布河市（FallRiver）搬到斯旺西市（Swansea），主要是因為芭芭拉覺得該市的學區能提供最好的服務。芭芭拉和鮑伯兩人都是念天主教學校，也一直覺得他們的小孩將來也要念天主教學校。他們讓尼克去念一所天主教學校，學校只有少數幾位有殘疾的孩子。尼克的老師為了幫助他，在教室裡用窗簾圍出一個區域，讓尼克在覺得過度刺激時，可以逃到裡面，戴上耳機聆聽音樂。

雖然他有時候掙扎得很辛苦，但在某些學科上也表現得很優異。他的數學成績很好，同學還來請他幫忙。在中學的時候，他曾經被霸凌，也曾因為在實驗室威脅一位同學而被叫進校長室，他說「給你臉上一拳！」原來那只是一句他常用的仿說，於是鮑伯不得不跟他說清楚。「我們能理解，尼克，」鮑伯告訴兒子：「但是當你這樣對別人說的時候，他們會以為你要打他們。」

他在小的時候很喜歡玩電動玩具，他在二年級時，曾經寫過這樣的句子來描述自己：「如果我可以的話，我想要一直玩電動玩具。玩任天堂的時候是我最快樂的時候。」在他快八歲的時候，芭芭拉發現他常常把雙手放在眼前交叉，芭芭拉問他為什麼這樣做，尼克說這樣可以幫他設計迷宮，想像那些他稱做「刺激人」的虛擬人物在迷宮裡奔跑。「如果我們禁止他這樣做，我們也就禁止了創意的過程。」她說。「這個行為或許看起來很怪異，但我們問他為什麼這麼做，而他也能夠說出理由。」

在尼克八年級的時候，多明哥家庭的命運在一夕之間有了巨大的轉變。他們一家人到餐聽幫尼克的弟弟納森慶生，吃完晚餐後開車回家的途中，一輛闖紅燈的卡車撞上他們的白色豐田汽車，造成貝莎妮的腦部重創，當時正值她十六歲生日的前兩週。她在醫院和重建中心待了將近一年，雖然保存了生命，但卻全身癱患、嚴重失能，且幾乎無法溝通。

雖然兩個兒子都沒受傷，但在鮑伯和芭芭拉專心幫助貝莎妮復健的這段時間裡，尼克退步了。很難理解姐姐為何會面臨這種厄運，尼克寫了封信給上帝：「我最想要感謝祢送給我的其中一個禮物，就是我姐姐。她一直很體貼我，對我很好。如果全世界我可以選一個人跟我在一起，我會選擇我姐姐貝莎妮。」

後來他發現自己一直忘不了這個可怕的車禍記憶。在車禍之前，鮑伯曾經希望他的兒子有一天能夠考上駕照，但當尼克開始開車上路時，就出現因車禍記憶所引發的嚴重恐慌，因此全家人只好放棄這個希望。

但尼克仍然在追求他設計電動玩具的夢想，他努力修習三所不同大學的課程，取得電腦遊戲程式設計的學位。為了通勤，他對公車系統瞭若指掌，把時刻表和路線圖全都記在腦海裡。尼克第一次出門時，鮑伯開著自家的車緊緊跟在公車後面，注意他有沒有換錯車。

當鮑伯和芭芭拉到尼克的房間查看他時，有時會抓到他正在一絲不苟地把物品整齊排列，或是正在繞著圈圈踱步。如果他們建議尼克該做功課了，尼克會堅持繼續進行他正在做的事。「他是在解決問題，」鮑伯解釋。「踱步和排列物品那樣的行為，並不是我們應該去消除的行為，那其實是他用來幫助思考的工具。」

在他完成大學學業的時候，電玩科技已經大幅改變，他所學到的技術都過時了。尼克不喜歡最新潮流的3D遊戲，所以他對電玩失去興趣了。

尼克依然住在家裡，他說話溫柔、體貼，而且低調。他小的時候活蹦亂跳又容易分心，長大後的他，能敏銳覺察到他周遭人的感受。他也在一家電影院兼職售票，他不能變通的思考方式在工作上有時反而是優點。有一次尼克攔下一位想進入看R級電影的觀眾，堅持要求查看身分證上的年紀。結果那位客人其實是高階經理假扮的，他大大讚賞尼克認真的工作態度。

最近芭芭拉讓他在她掌管的非營利組織「自閉症資源社群」（Community Autism Resources）中，擔任兼職的記帳員工作。同樣地，他的一絲不苟和堅守規定的個性，在工作中都獲得好評。他也表示有興趣進一步去取得記帳的證照。

芭芭拉還記得早期她與另一位自閉兒母親取得聯繫的經過。某人給她一個自閉症團體的電話，芭芭拉打過去，告訴接電話的女士說她三歲大的兒子剛被診斷出自閉症。

「我兒子是八歲，」那位女士說。「妳不會有事的。」

這個建議跟芭芭拉和她的工作人員在「自閉症資源社群」中，給予新英格蘭南部父母的建議相差不遠：一次只要一天就好，一步接著一步慢慢走；把未來放在心裡，但不要執著於任何計畫。最能體會箇中滋味的，非多明哥夫婦莫屬。

但這並沒有阻止尼克去考慮到未來。不久以前他告訴芭芭拉，當她和鮑伯年老時，他會照顧他姐姐，因為他姐姐以前照顧過他。雖然貝莎妮的醫療需求對尼克來說或許太複雜了，但芭芭拉還是很高興他有這個想法。

「我心想：『哇，我們不是唯一考慮到未來的人。』」她說。「一步一步慢慢走。」

坎納家庭：「你得親自去讓事情發生。」

瑪麗亞．泰瑞莎和布萊恩．坎納夫妻，有時還是會回顧他兒子賈斯丁兩歲時的家庭團聚影片。賈斯丁拿著一根棍子，漫無目的地走來走去，完全無視於他的表兄弟姐妹及其他人，甚至當他爸媽喊他名字時，賈斯丁也沒有反應。

很難相信那個孤僻安靜的娃娃，會長成現在的賈斯丁：外向、熱情、有趣、有成就又喜歡教小朋友畫畫的藝術家。

這樣的轉變跟他父母有很大的關係；賈斯丁的父母接納並且鼓勵他與眾不同的古怪性格，而且可能的話，會鼓動賈斯丁身邊的人去幫助他盡情發揮他的人生。

賈斯丁是兩兄弟中的弟弟，他在兩歲之前都發展得很正常，到了兩歲左右，他原本學會的語言幾乎都忘光了，並且好像慢慢地與世界脫離連結。「突然間，」瑪麗亞．泰瑞莎回憶：「我們又從零開始。」

一位醫生告訴坎納夫婦，說他們的兒子沒有自閉症，他有的是「廣泛性發展障礙」（Pervasive Development Disorder）。現在回想，瑪麗亞．泰瑞莎認為那個診斷根本是在幫倒忙。「我花了一年時間才發現那根本是同一件事。」

不久之後，他們來到波士頓的愛默生學院（Emerson College）找我診斷。我發現，雖然賈斯丁對人沒有太大的反應，但他對於他在乎的事非常好奇、警覺且專注。我確認他有自閉症，但我告訴他父母，只要他們盡力給予支持並提高他們的期望，他的潛力將無可限量，布萊恩現在將這個原則簡化成一句話：「高支持、高要求」。

但當時布萊恩因為工作的關係被調到比利時，在那裡他們並沒有獲得什麼協助。賈斯丁所念的國際學校所能提供的協助甚少，使得瑪麗亞．泰瑞莎愈來愈覺得孤立無援，擔心她兒子永遠都沒辦法說話。

為了想辦法讓賈斯丁了解，布萊恩運用他的藝術長才，畫了分鏡圖，再把圖拍攝下來，用來教賈斯丁一些諸如上廁所和避開危險的基本技能。

出乎他們意料之外，賈斯丁立刻有所回應。「我當時知道賈斯丁很聰明，」布萊恩回憶：「如果我們可以想出如何把資訊傳遞到他的頭腦裡，他就能立刻明白。」

但坎納夫婦依然覺得他們需要很大的協助，來幫助賈斯丁充分活出他自己的人生。由於他們在歐洲找不到這樣的資源，於是他們搬回美國，居住在羅德島。他們幫賈斯丁報名一所公立學校的融合課程，但上了幾年後，發現效果令人失望。他們認為老師並沒有真正讓賈斯丁成為班上的一份子，而是另外單獨教他；另外，指派給他的課堂助理雖然有傲人的學經歷，但卻不太關注賈斯丁這個人。

這樣的失望帶來了一個經驗：最有效益的專家是對賈斯丁投入心力的人。「我不在乎他們有什麼樣的學歷、什麼樣的背景，」瑪麗亞．泰瑞莎說。「如果他們相信賈斯丁，而且很願意與他一起合作，那麼當他們利用賈斯丁的興趣來教導他時，他的學習力就會很強。」

他們在普羅維登斯的公立學校尋找這樣的人，但卻苦於找不到。於是他們又搬家了，這次搬到紐澤西的蒙克萊（Montclair），在那裡他們找到一所特別支持殘障兒童的學校。在那個充滿鼓勵的環境下，賈斯丁的個性浮現出來：傻里傻氣的幽默感、一絲不苟的工作倫理、討父母和老師開心的慾望，以及對家人的愛。從很小的時候，他就喜歡給予擁抱和接受擁抱。

在賈斯丁都還不會說話之前，就會畫畫了，而且隨著時間進展，他的父母也看出他驚人的藝術天份。他花了很長的時間在畫卡通人物（他最喜歡的卡通有芝麻街、迪士尼和樂一通（Looney Tunes）），而他一開始的語言都是在訴說這些卡通人物。如果不是充滿毅力且富於創意的瑪麗亞．泰瑞莎，到處去尋找任何對她兒子有幫助之事物的話，賈斯丁初萌芽的才華可能頂多只會變成一個嗜好。「若是為了推銷自己，我是很害羞的，」她說：「但為了賈斯丁，我的臉皮就很厚。」

她是指幫他找到一位美術家教丹妮絲．梅魯奇（Denise Melucci）。這位家教找到方法幫助當時十歲的賈斯丁脫離他的舒適圈，成功地說服他從複制卡通人物擴大到人物畫和風景畫（請見第七章）。瑪麗亞．泰瑞莎還尋找熱情有活力的社交技能家教、職能治療師及其他專家，幫助她的兒子充分發揮潛能。

「父母把孩子送到學校後，心想：『交給他們處理就好了。』」她說。「事實並非如此，你自己的心裡必須有個目標，而且你必須親自去讓事情發生。」

在整個中學階段，課堂助理對賈斯丁在融合課程上的幫助很大。他參加由蒙克萊高中所開設的一個「高中後轉入成年」的創新課程，目的是讓之前念特教班的學生可以學習採買食物、使用交通工具，並透過實習獲得工作經驗。在社交技能工作坊裡，學生可以學習如何進行工作面試，以及之後如何跟同事一起工作。在二〇一一年九月十七日的《紐約時報》所刊登的一篇文章「自閉症以及在成人世界中找到定位」（**"Autistic and Seeking a Place in an Adult World"**）中，提到了賈斯丁以及這個課程計畫。在這個過程中，賈斯丁開始思考長遠目標：藉由銷售自己的藝術作品和教授藝術來養活自己。在他二十歲出頭時，就進展得很不錯，紐約的里科／

馬雷斯卡畫廊（Ricco Maresca Gallery）擔任他的代理，銷售他的油畫和素描，並贊助他的作品展。賈斯丁也開始擔任志工老師，教導正常孩子和自閉兒繪畫。但是藝術市場的不穩定是眾所皆知的，當賈斯丁二十一歲從高中轉入成年課程出來時，還沒有穩定的工作。

但他並沒有因此意志消沉。雖然他在二十歲出頭時還繼續住在家裡，但他總是自己搭乘交通工具前往紐約市區，即使有人要順路載他，他也會拒絕，因為他想要靠自己。

一開始他的父母想幫他找到不太需要與人互動的工作，因為他們知道賈斯丁不太擅長人際互動。但當他在一家連鎖麵包店工作時，似乎常找機會跟客人交流；他在蒙克萊的小學以及紐約市的學校教自閉兒藝術時，在教室裡表現得非常出色，也磨練出良好的教學技巧。他也開始做些零工賺錢，像是幫忙裝飾生日蛋糕、在小孩子的生日派對上幫忙，以及接受客人的要求畫畫。他也開始應會員的請求，在大型會議中發言，但如果觀眾有人提出他不喜歡的問題，一向坦率直接的賈斯丁會立刻說：「下一個問題！」

賈斯丁的父母說，在那種場合裡，大多數見到賈斯丁的人，都對他愉悅的個性感到好奇。熱情洋溢又吸引人，他喜歡自己哼唱迪士尼的歌曲，傾向於使用別出心裁的描述性語言。當他覺得某人很討厭時，他會說這個人「必須被減去」。當他母親問及未來的關係時，賈斯丁告訴她，他不打算結婚：「因為婚姻太複雜了。」

布萊恩對兒子迷人的風采感到很諷刺。「我們漸漸了解，他真正的優勢是他與其他人溝通的能力，」布萊恩說：「我還在努力接受這個事實。」

雖然賈斯丁的父母很鼓勵兒子多投入這個世界，但在家的時候，他們還是讓他以放鬆和做自己為第一優先；這包括讓他獨處、玩電腦、聽音樂，以及自言自語，重覆說著電影裡的台詞和腦中對話的片段。瑪麗亞．泰瑞莎經常在廚房裡，突然聽到樓上傳來大喊大叫的聲音：一定是賈斯丁又在演出腦中的畫面。

賈斯丁的父母了解這是自閉症的一部分。布萊恩坦承，之前他花了很大的力氣在幫助賈斯丁適應社會環境，最好是他可以跟正常同儕在一起的環境，希望他能學習他們的行為模式。但過了一段時間看來，那個想法似乎不太可能實現，同時也不那麼重要了。

尤其當布萊恩陪當時二十二歲的賈斯丁，前往洛杉磯與一位十幾歲的自閉症少女達妮．鮑曼（Dani Bowman）合作時，更讓布萊恩有所頓悟。達妮．鮑曼自己創立一間小小的獨立動畫公司，賈斯丁跟她簽約，為她製作腳本分鏡圖。剛開始坎納夫婦覺得自己應該扮演幫助賈斯丁和達妮兩人溝通的重要角色，但後來很快就注意到，他們兩位自閉症藝術家有自己的一套溝通語言，有自己的合作方式，完全不需要他人的協助。

看到這個曾經孤獨地徘徊在一群孩子之間、與世隔絕的兒子，現在已經能跟人建立關係，能夠完全做自己，讓父母既感到謙卑又覺得不可思議。

「當你見到賈斯丁時，你會立刻知道他跟一般人不一樣，」布萊恩說。「而正因為他跟一般人不一樣，他成功了。」

11

提振精神

有時，一個問題能帶來一個啟示。不久之前，我去參加我主辦的家長僻靜會，坐在我旁邊的一位母親拍拍我的手臂叫我，她是第一次來參加的辛西雅，她的兒子只有兩歲半，最近剛被診斷出自閉症，所以她在此聽到的一切幾乎都是以前聞所未聞的。這兩天來，她汲取了很多已有好幾年、甚至幾十年自閉症經驗的父母所提出來的看法。她傾聽一些父母敘述孩子的熱情所在和特殊習性，還有其他父母討論與學校主管的對抗。她也認識了另一位母親，那位母親很感恩終於找到適合她十九歲孩子的寄宿學校；還有另一位母親提到要在工作與家庭之間找到平衡的難處。

然後，就在感性分享時間開始之前，辛西雅來找我。「普瑞桑醫生，」

她低聲說：「我想請教一個問題。」她告訴我她看到有一個網站提供了幫助自閉兒的線上課程，效果非常好，聽說有些孩子就「恢復」正常了。她想聽我的意見。

她提到一些父母的見證，說他們的孩子僅僅照著推薦的活動做了幾個星期或幾個月，他們的自閉症症狀就大幅改善了。費用呢？將近一千美元。「你的看法怎麼樣，普瑞桑醫生？」

她的問題讓我想起好多父母也來問過我類似的問題。「如果錢不是問題，」他們問：「如果我不用在乎工作地點或家人居住地，你建議我們搬到哪裡可以讓我們的孩子獲得最好的服務？」這些父母總相信一定有某個地方是自閉症的天堂；一定有一所學校或一位醫生或治療師，能夠解除孩子所有自閉症的問題。

他們問：我們該哪何處去？

回答是：沒有這種地方。沒有一位專家或診所、沒有一個神奇的地方、沒有一種治療方法，可以提供所有答案，讓一個孩子變「正常」，好讓全家人可以擺脫自閉症，然後繼續過他們的人生。

沒有人會怪罪辛西雅為了給兒子最好的人生而到處追逐妙方；也沒有人會責難那些四處尋求最好服務的家庭。他們要的跟所有父母一樣：要讓他們的孩子快樂，過著充實的人生，並發揮他們的潛能，而且獲得社群的尊重及接納。簡言之，父母要給孩子最好的。只是當涉及到自閉症的相關挑戰時，我們就很容易忘記什麼才是最重要的。

復原的問題

有些對治自閉症的方法把「復原」視為明確的目標：認為就像戰勝癌症或心臟病發被救回來那樣，人也能克服自閉症。不管這可不可能，或者可不可取，都是可接受公評的問題。二〇一三年的一項研究發現，一段時間過後，有非常低比例的孩子有這種症狀改善的經歷，因此不再符合自閉症的官方診斷準則，該研究無法預測哪些孩子能獲得改善，也無法解釋為什麼。

這個自閉症的觀點，把「復原」定義為：降低「自閉症症狀」的數量，達到低於某個門檻，因此這個人就不再符合自閉症的診斷標準。但許多最成功的泛自閉症人士（天寶．葛蘭汀、史蒂芬．蕭爾，以及麥克．約翰．卡利等等），那些利用各種方法來享受完整人生的人，並沒有人說自己已經復原了。他們擁有滿意的工作，也是積極的社群成員，有的還有家庭和小孩。有一些曾被認為已經沒有自閉症的人，後來發現自己有亞斯伯格症候群。而許多有自閉症的成年人，即使是那些聲稱自己已經沒有大部分的症狀，也大致能夠通過「正常」門檻的人，也都不喜歡強調復原，有些人把自閉症視為是他們不可分開的一部分。

不管一個人的行為符不符合自閉症的標準，他都可以享受高品質的生命。一位青少年的父母首度談起他的診斷時，他告訴父母：「我愛我的自閉症。」

不管「復原」有沒有可能，把它當做單一目標來追求，並視之為成功結果的準則，很可能會為父母帶來情感上和經濟上的耗損，若是特別把焦點放在減少「自閉症行為」，也會造成孩子的壓力。若專家不顧研究指出復原是極少數的案例，而聲稱其可能性，尤其是為了推銷他們的服務，那他們就違反了專業倫理。

抱持希望，讓自閉症的挑戰減到最低，並達到良好的生活品質，並不一定指的是「復原」（有些人只稱之為「有很大的進步」，或「克服挑戰」）。

當全家人把復原當成偉大的目標，很可能會對孩子發展上的美好突破視而不見，正如一位駕駛者只專注在目的地，而沒有注意到沿途的風景一樣。

相反地，我見過很多父母從孩子每天小小的進步中，得到極大的喜悅，因為他們把焦點放在旅程上。通常那些遞增的進步，慢慢形成大的轉變，改善了自閉症人士及家人的生活品質。

能把這個觀念闡述得最好的，非席拉莫屬了。席拉的兒子帕布羅是個可愛的十歲男孩，但有嚴重的焦慮及感官敏感。他可以說話，只是情緒失調讓他很難持續專注。幾年來席拉一直設法要改變他，讓他脫離自閉症，試了許多另類飲食和各式各樣的療法。結果當她來到僻靜會，認識其他像她一樣的爸媽，聽到他們的奮鬥和勝利，讓她停下來用新的觀點來看待她的努力。

她泛著淚光跟大家分享她的頓悟：「我一直很努力地想要矯正帕布羅，但現在我學到的是，他是完整的，而且他很快樂。」她的聲音顫抖。「我們確實必須盡一切所能去讓我們的孩子生活得更自在、更快樂，但他們真的已經是完整的了，而且他們可以矯正我們。」

不同的家庭，不同的夢想

對每一個家庭來說，專注在旅程的意義各不相同，就像父母對撫養小孩的方式一樣。我在自己的私人診所曾經同時有兩個案例需要我到他們家去做診斷；這兩對父母都各有一個不到三歲的孩子，剛被診斷出自閉症，而我的工作就是在幾天內，到他們家裡觀察，確認診斷無誤，然後再跟他們討論未來要面對的事，以及整個家庭該如何繼續向前。

在初步討論診斷時，第一位父親問我一個問題：「你認為他未來有辦法上大學嗎？」那是他最關心的事：他的兒子能否完成學業？

在第二個家庭裡，我們的初步討論幾乎完全一樣，但之後孩子的母親問了她的問題：「我們想知道，我們的女兒會不會快樂？」這個問題引伸出更多問題：「她會不會有朋友，能不能跟愛她的人相處在一起？她能不能在她的社群中受到尊重？」

每一個家庭都不同。同樣的診斷，處在同樣的階段，但卻有截然不同的優先考量。

我的朋友芭芭拉．多明哥（請見第十章）曾經送我一幅裱框的複製畫，我掛在我的辦公室裡。那是幅超現實的畫作，畫中有一個男子走在一條拉緊的繩子上，朝著充滿陽光的遠方前進。但繩子只有一端是固定的，就是在他身後的那一端，在他前方的繩子握在他的手裡，因此他的下一步還在空中。芭芭拉的解釋是，那位男子代表一個得到自閉症診斷的家庭：父母知道他們要開始一段漫長的旅程，但未來的每一步完全操控在他們自己的手裡。

事實上，這個旅程的每個階段都可能給人這樣的感覺。即使當一切都很穩定，即使當父母覺得他們走在踏實的地面時，事情也可能在任何時刻突然改變（一位敬愛的治療師搬走、某個學校課程不適合、孩子到了青春期等等），那時父母又開始走鋼索了。

繼續擴展這個比喻，這裡有一個複雜的因素：當你隨機應變，一步一步往前走，同時努力保持平衡，所有人都給你意見和指引，結果往往會誤入歧途，甚至帶來愧疚。

「在這裡右轉！」

「在那裡左轉！」

「現在翻兩個跟斗！」

父母經常得在事後反省是否為孩子做了最好的決定，因此感到長期性的壓力。在很多關鍵的時刻並沒有標準的答案，沒有正確的選擇。可能有專家會堅持孩子每星期必須接受四十小時的治療；可能有母親信誓旦旦地告訴你，某種療法對她的孩子有神奇的效果，對你也一定會有效；可能有人相信融合課程的效果，但也有人堅持私立自閉症學校才適合，另外還有人強調飲食必須採取無麩質食物才是解決之道。父母可能會覺得，一次失誤，一個錯誤的決定或是沒有做出選擇，將會導致無可挽回的傷害。

父母考慮到：「我這樣走到底會通往何處？我的指引在何方？我們對孩子的期望和夢想是什麼？我們該如何做出正確的決定來實現這些夢想？」這一切都可能會讓他們難以對未來有所期待。

每位父母的回答都不一樣，每個家庭都有自己的一套優先順序。

一小步一小步，改變觀點

對未來感到焦慮是正常的。一位有五歲大兒子的母親最近告訴我，她有時候會在半夜醒來，煩惱他的兒子到了十五歲不知會變得如何。另外也有父母說，他們不容許自己擔心未來。父母經常表達，擔心孩子在三歲或五歲或七歲時，未能達到某個重大的發展階段，之後就太遲了。他們不知從哪裡聽來，如果一個孩子在五歲前不能說某個數量的詞語，以後就沒希望了；或者，從一個小孩的智商或是學業成績，就可以預測他的未來，而這是錯的。

當挑戰如此之大時，希望可能會不足。我見過許多父母，他們的孩子在小的時候都沒有發展語言能力，他們聽說如果一個小孩在五歲之前不會說話，那他就很可能永遠不會說話。這不是事實，發展會持續一生。但這些父母還是急著想要看到孩子盡快發展語言能力，而等到事與願違的時候，他們就感到沮喪，他們覺得心力交瘁，他們的希望破滅。過度聚焦在某個特定的目標時，他們會透過那個稜鏡去看一切，結果他們很難去覺察到力量、突破，甚至也沒有看到孩子。

要解決那些情況，最有效的方法就是重新定義，即使孩子不會說話，通常也會有連結的徵象：他可能會刻意注視他的母親或父親、她會開始用手去指或是揮手。這些都是對社交有興趣的初期徵兆，是溝通的踏腳石。通常父母往往太一心一意想讓孩子說話，以至於沒有注意到這麼重要的徵兆。當一個小女孩牽著媽媽的手走到冰箱，她不是如同某些不把這種行為當一回事的人所說的那樣，只「把一個人當成工具」，而是一種刻意的溝通，是建立溝通的出發點。雖然我們夢想要有巨大的進展，但通常都是這些小小的步履預示進步並提供希望。

認識其他在同樣道路上的家庭也很有幫助。在我們的家長僻靜會上，有三歲孩子的母親，可能會遇到另一位面臨相同挑戰的父親，或許他的孩子是青少年或是成年人。那位成年人或許不會說話，但會用平板電腦來溝通，而她的父母採取正面的態度，他們用愛圍繞著她，顯然她過著快樂又充實的人生。

阿米爾是一個幾乎不會說話的年輕人，他在做烘焙餅乾的生意，餅乾都銷售到當地的店家。阿米爾的父母承認，當他十幾歲的時候，他們根本無法想像他會做這樣的事。他有很好的生活品質、他有目標、積極投入他的社群。他對自己的工作很自豪，他對自己的感覺很好，而且他的父母說，他們無法想像家裡若沒有阿米爾會是什麼樣的生活。

這提醒我們，一個人的發展是一輩子的過程，而且人生的優先順序會改變。在某一個階段看似很重要的事，過了幾年之後或許就覺得沒那麼重要了。

快樂和自我意識，或是學業成就，孰重孰輕？

父母想知道該讓孩子加入哪個學校課程，才能對他長大之後最有幫助。一個人想要擁有最棒的生活品質，什麼能力和特質對他來說最重要？我覺得最重要的是：建立自我表達和自信、快樂、創造正面經驗，以及注重健康的人際關係。提高自我意識以及自我情緒控管的能力也很重要。

當你有正面的情緒經驗，就有動機去學習和探索、與其他人建立關係，並尋求更多不同的經驗；也就是說，提高你的生活品質。快樂也會讓你成為一個更討人喜歡的人，會讓別人想認識你；這點當你注意孩子在群體中的互動就可清楚發現。當一個孩子焦躁緊繃或悶悶不樂的時候，其他人都會遠離她；但如果這些孩子遇到一個開心、滿臉笑容且頑皮的孩子，他們就會被他吸引。快樂是天然的連接器。

然而，即使學業成就會帶來極大的壓力，很多父母、教育人員和治療師還是把學業成就看得比快樂還重要。事實上我聽過有些人反對強調快樂這種論點，他們認為對自閉兒來說，發展技能遠比快樂更重要。換句話說，我們不應該去衡量快樂，而應該去衡量技能。

這樣的觀念不僅錯誤，而且還沒抓到重點。小孩子（以及所有人）在開心的時候學習力最好；他們在感受到正面情緒時，最能有效地吸收資訊。當我們想在充滿壓力的情況下學習時，我們的吸收力會變差，我們會更不容易使用我們所學到的東西。但當我們感覺到正面情緒時，我們會有更好的學習經驗，而且能夠學得更深入且更有效果。

我一再地遇到把學生逼得很緊的教育人員，只強調學業而不考慮到更大的目標。通常教育人員是受到學校主管的壓力，遵循只以學業成績來評估成功的政策。這樣的結果，嚴重的話可能導致孩子拒絕上學，而其他孩子可能會封閉自我。至少這些壓力會帶來焦慮和負面情緒的記憶，很難消除。我們不應該只重視學業，或奉課程標準為圭臬，而必須考量全人的發展，做出必要的調整，以及能帶來快樂及幫助學習的選擇。這樣就能帶來最棒的生活品質。

自主的重要性

我曾經受邀到紐西蘭一個風景如畫的大城市基督城，主持一個工作坊。我得知一個習俗，在像這樣的活動一開始，會由當地的原住民毛利人做一個簡單的祈禱儀式來祝福。當我到達人潮擁擠的會議廳，一位主辦人把我介紹給一位毛利長老，他是一位高挑健壯紳士，手裡還拿著一根木雕的枴杖。當那位長老邀請我參與儀式時，我感到榮幸又感動。一開始是參與者排成一列，彼此用鼻子和額頭互相碰觸，這樣的交流稱之為「鼻觸禮」（*Hongi*），象徵心靈分享。

然後就在我開始進行工作坊之前的幾秒鐘，那位長老走向我，嘴唇幾乎靠到我耳朵上，低聲說出一段話：「我相信你會傳達出超越頭腦的訊息，為了如此，所以我們必須先提振精神。」

當我聽這段話時，我感覺身上有一股電流穿透。他那段話道盡了我對自閉症人士生命的體會：要幫助這些人擁有充實而有意義的人生，最好的方法就是找到讓他們投入的途徑、建立自我意識，並增加喜悅的經驗。

我們必須提振精神。每年我都會遇到幾十位自閉症人士，當我想起這些相遇的場合，通常都跟「精神／心靈」有關：他與高采烈、她是個精神飽滿的小孩、他們充滿了自由的精神。這些都是讓人想要親近的人，是可以讓整屋子充滿歡樂的人。另外一些人似乎就無精打采、被動、疏離；這些人我們會說：他的心靈破碎，或是，我們必須提振她的精神。

差異有時是天生的，但大多時候，生氣勃勃的人通常是在人生中有選擇的人，對自己的狀況能有發言權的人。這並不代表他們可以完全獨立自主；對某些人來說是可能的，但對另一些人來說，獨立自主並非眼前的目標。他們有的是自主性：能感覺到他們的自我，知道他們想要什麼，並對自己的人生有某種程度的決定權。他們的人生並非都由別人所主導，他們也不會被別人牽著鼻子走。

有些父母只有等到自閉兒進入成年期並開始懂得斟酌意見時，才想到自主性的問題。但這個對話應該更早就開始，早在學前班就應該開始。當我們養育、教導和幫助自閉症孩子時，我們應該不時地問自己：「我們該怎麼做，才能幫助孩子過一個最自主、最充實的人生？」這就是為什麼我們必須盡可能提供選擇給孩子，而不是把特定的期望強加在孩子身上。目標不應該是去矯正孩子或讓孩子變得「正常」，而是幫助孩子發展出自己做決定和掌握備自己人生的能力。

曾經情緒極度失調的中學生傑西，有機會在學校幫忙送信和整理回收物時，他就一步一步走向自主的道路。

被前一位治療師惹惱的奈德，禁止我對他說「好棒」，正在捍衛他的自主性。

本來很怕搭渡輪的賽門，有選擇退出的機會，但最後仍決定要勇敢，他就是在學習如何自主。

當羅絲執意先去找蹦床跳一跳之後才肯吃晚餐，她就是在展現一位能夠完全了解自己及掌握自己人生的成年自閉症人士。

當父母和老師以及社群成員，提供選擇並賦予力量給自閉症人士時，我們不只幫助他們發展心智，還提振他們的精神。

12 大哉問

不久之前，我到杜拜酋長國去主持一個自閉症工作坊，來自中東和遠及奈及利亞的父母和專家紛紛飛到此地。從外表來看，這些觀眾跟我常在美國、歐洲或澳洲所主持的工作坊上看到的完全不同，許多女性都穿著包覆全身的長袍，有的還戴著傳統面紗，但他們提出來的問題，跟我在中國大陸、紐西蘭、以色列等地聽到的父母、教育人員和治療師所提出的幾乎一模一樣：為什麼我的孩子會一直繞圈圈和搖晃？我應該讓我兒子花那麼多時間玩 **iPad** 嗎？我女兒以後會不會說話？我班上有一個女孩都不跟別的小朋友互動，我該怎麼做？我該怎麼讓我的學生不要再咬他自己的手？全世界的父母都想為孩子爭取最好的東西；教育人員都想要答案；各種專家都想要獲得最棒的資訊。為了提供幫助，以下列出我常被問到的問題以及我的回答。

Q：如何分辨一個人有高功能自閉症還是低功能自閉症？還有亞斯伯格症候群？

才兩歲半的艾瑞克可以完成四歲大孩子都覺得太艱難的拼圖，但他卻還不會說話，主要都透過手勢來溝通。那麼艾瑞克是高功能還是低功能？

八歲大的艾曼達能跟得上她四年級的課程，但如果沒有課堂助理的協助，她會焦慮得逃出教室外，或甚至逃出學校大門。那麼艾曼達是高功能還是低功能？

十五歲的多明尼克不會說話，是用語音合成器來溝通。他在學校有一半的時間是在特教教室裡，他的同學和老師都很愛他，對他很好，他很喜歡在操場跟很多朋友一起玩。那麼多明尼克是高功能還是低功能？

儘管這些術語已經用得很普遍了，但我還是選擇不使用。我研究兒童及人類發展已經很長一段時間了，我很清楚那些分類有多麼簡化。人是非常複雜的，而發展又是多元的，無法被簡化到如此簡單的二分法。

此外，這兩個術語非常不精確，因此失去了意義。「高功能」和「低功能」，加上「嚴重自閉症」和「輕微自閉症」，已經變成一種假診斷，沒有普遍認同的定義，也沒有任何適合的診斷準則。最新版的《精神疾病診斷與統計手冊》（*Diagnostic and Statistical Manualof Mental Disorders*），也就是**DSM-5**，捨棄了所有自閉症光譜的子類別，也引起了不少爭議，因此亞斯伯格症候群已經不再是一個獨立的診斷了。而在這之前，醫界一直爭論到底亞斯伯格症候群和高功能自閉症是一樣還是不一樣，畢竟沒有明確的診斷區別。

當「低功能」和「高功能」自閉症這些詞彙被用在我熟悉的人身上時，我常會發現這樣的標籤是多麼不正確、多麼誤導，而且似乎很不尊重。當父母聽到「低功能」這個詞用在他們的孩子身上時，他們聽到的是對孩子的能力和潛力的有限及片段的觀點，而忽略了孩子的完整性。即使孩子被診斷為「高功能」，父母往往也指出，他一直經歷嚴重的挑戰，但卻常被教育人員和其他人輕忽。

當專家在孩子的發展早期就貼上這類的標籤時，可能會造成對孩子潛能的錯誤預期：如果是「低功能」，那就不期望太高；如果是「高功能」，那她沒事，不需要幫助。這個標籤通常會成為自我應驗預言（self-fulfilling prophecy）。但是在早期呈現出較多挑戰（因此也需要更多支持）的孩子，隨著時間的進展，通常會出現驚人的進步。有些孩子是大器晚成型的，而且所有發展都是一輩子的事。與其著重在模糊又不精準的標籤，還不如專注在孩子的強項和挑戰，並找出最有效的支持。

Q：我聽說幫助自閉兒的機會最晚是在五歲以前；五歲之後就太遲了嗎？

簡單回答：不是。很多父母聽到別的父母或是某位治療師，或從網路看來，說最好盡快進行早療，因為在某個時間點之後，進步的機會就消逝了。有些父母聽說，如果孩子在五歲之前沒有接受某種治療的話，就錯過進步的機會了。這樣的說法會讓未能提供孩子那種治療方法的父母，感到罪惡感。

事實是：沒有證據顯示治療的機會最晚在五歲以前。確實有研究指出，早療對自閉兒能帶來好的效果，但並不能衍生為如果沒有即早開始治療，孩子就沒希望或希望微小。很多父母發現孩子在八到十三歲之間以及之後，都有極大的進步和成長。的確人類發展是有一些重要階段，例如，如果你沒有在很早的時候就接觸一種語言，之後就會很難精通這個語言。但在許多其他方面，發展確實是一輩子增進能力和獲得技能的過程；我們每一個人都是如此，當然也包括自閉症人士。

我強烈鼓勵即早接受協調良好，又能適合全家人的生活方式和文化的早期療育計畫。然而很多父母告訴我，他們所接受的意見讓他們很擔心錯失了「重要時機」，所以他們把金錢和精力都投入了不適合孩子的治療方法。很多父母出於焦慮和恐懼，而去遵循一套既定的計畫，不管它帶來多大的壓力或破壞性。這是不必要的，這樣做不但會讓父母焦慮，也會給孩子帶來壓力。在我們的家長僻靜會上，有一位母親提到自己為了想替她四歲大的兒子尋找突破之道，每天上網到凌晨三點，而沒有意識到她這樣的習慣已經對她的家庭和婚姻造成很大的傷害。

在此提供一個數據來當作指標：有研究指出，對大部分的小孩而言，每週花二十五個小時積極投入在社交溝通和學習上，效果最好。這二十五小時不一定全都是去接受專家的治療，也可以包括每天固定的日常活動，像是很簡單的刷牙或是做爆米花。額外再多加一對一的治療時間，並不一定有效果。

Q：有些自閉症人士似乎精力旺盛，但有些卻懶洋洋的，這是為什麼？

自閉症是一種光譜型障礙（spectrum disorder），因為自閉症人士的能力和挑戰是落在一種連續性的光譜上，沒有兩個人的自閉症表現得一模一樣。一個孩子可能整天活蹦亂跳，一刻都停不下來，但可能另一個自閉症的孩子卻懶散且呆滯。

這種現象稱為「激發傾向」（*arousal bias*），所有人都透過每天各種不同狀態的生理激發而進行活動。小兒科醫生貝瑞．布列茲頓（**T. Berry Brazelton**）稱這種在嬰兒身上的「生物行為」（**biobehavioral**）狀態，同樣也適用於所有人類。這種狀態從低度（深睡或昏睡）一直到高度（興奮、焦慮，甚至暈頭轉向或興高采烈）。

我們通常都會有從一端到另一端的傾向，但許多自閉症人士的挑戰是，他們要不是傾向太低度，就是傾向太高度；也就是說，他們往往不是激發不足（太低），或是激發過度（太高）。當某項活動需要安靜的狀態時，這個孩子則太過激動；當某個環境需要活躍時，這個孩子就昏沉或不專心。更複雜的是，小孩子有時僅僅在一、兩個小時之內，就會迅速地從過於高度激發轉成過於低度激發。

自閉症人士通常很難在不同的激發狀態之中操控自如。一個幼稚園小朋友的高激發狀態在操場上運作良好，但等到該靜靜地坐在教室裡時，她就無法順利進入低激發狀態。我們的目標就是要到正確的方法，來幫助一個人在特定活動中，能盡可能長時間維持在相對應的狀態中。

在跟自閉症人士合作或生活時，很重要的是要注意此人的激發傾向，這會從各種感覺系統中表露出來：觸覺、聽覺、視覺和嗅覺。一個低激發、反應不足的孩子聽到的聲音，可能會覺得模糊不清，因此很難吸引她的注意。一個高激發、反應過度的孩子可能會對聲音太過敏感，正常音量可能就會讓他受不了，一點小傷口對他來說就可能像酷刑一樣。

父母或老師該如何幫助精力太高或太低，或是反應不足或反應過度的孩子？通常一個孩子需要的是去彌補他天生的偏差。如果一個孩子活動力不足，那就要讓他展現活力；如果一個孩子焦慮而過動，那就要讓他安靜下來。一貫的原則是，最好的方法並不是試圖去改變這個人，而是要調整我們的方法，讓它變得最有效果。如果我們各種方法都用盡了，還無法有效幫助極度焦慮和過度反應的人，經過全面的考量，或許在醫生的密切觀察之下開立藥方也是一種幫助。

Q：要幫助自閉兒我能做的最重要的一件事是什麼？

就我的經驗，父母和教育人員能為自閉兒做的最重要的事，就是用適當的方法，讓孩子進入這個世界。當然這對所有孩子都適用，不只是自閉兒：進步最多、最能發展潛能的孩子，就是那些能夠接觸到各種不同經驗的孩子。

那些能夠成功應付日常挑戰的自閉症青少年或成年人，他們的父母都認同，讓他們孩子的生活帶來最大改變的因素就是：他們一直努力讓孩子走出來、避免過於保護孩子，讓孩子參與主流的人生。為了達到這個目標，他們讓孩子去面對挑戰，並提供機會讓他們學習情緒管控的能力。沒有人想要在主題樂園裡眾目睽睽之下經歷尷尬的崩潰失控場面，或是被困在飛機上時孩子無法乖乖坐著。但當你保護孩子不受到人生中的挫折時，你同時也讓他失去社交上和情緒上成長的機會。

一個孩子可能會焦慮地不敢踏進鬧哄哄的餐廳時，或是害怕去坐主題樂園裡的某一項遊樂設施。但如果她去嘗試，並接受適當的幫助時，那就是一個學習經驗；下次父母可以說：「還記得上次嗎？妳本來很害怕，但後來妳一點事都沒有。」如果孩子永遠沒有機會去嘗試，她怎麼會進步呢？如果一個孩子嘗試過後覺得很困難，那也沒關係，永遠都會有下一次的機會。

Q：一個很可愛，喜歡被摟摟抱抱的孩子，也可能會有自閉症嗎？

自閉症人士對於身體接觸和感情的反應各不相同。很多孩子有感覺障礙，身體接觸對他們來說是很痛苦的經驗，因此他們會排斥，也會拒絕所有的社交接觸。也有些人非常想要身體接觸，很喜歡跟人擁抱，尤其是父母；其實這些孩子反而應該學習不要跟陌生人擁抱，例如送快遞的人。也有些人喜歡握手和其他形式的親密和感情交流。

對某些人來說，最重要的問題在於控制。有些孩子只有在他自己主動的時候才喜歡擁抱，如果是別人突然抱他（就算那個人是與孩子有情感連結的人），就會引起焦慮而不管對方是不是善意的。因此很重要的是，我們必須去注意一個人特定感官的敏感度、情緒狀態、感覺和喜好。最重要的是，拒絕擁抱不應該被誤解為缺乏親密感或社交連結的慾望。

Q：當孩子在大庭廣眾之下出現怪異的行為，我們會覺得難以忍受陌生人的眼光。該怎麼做呢？

幾乎所有自閉兒的父母和兄弟姐妹都會面臨這個問題，甚至專家和照護員也會有類似的經驗。孩子在超市情緒崩潰、對鄰居的髮型說出直白的看法、魯莽地撞到陌生人而沒有道歉，或是在全校集合的禮堂中四處奔跑。父母不免會想：我該解釋嗎？我應該怎麼說？我有義務告訴別人我孩子的狀況嗎？這真的錯了嗎？在那個時刻，父母可能會湧現各種情緒感受：尷尬、困惑、蔑視、憤怒、難過。有些父母會很自然地去解釋，但也有些父母會很注重隱私，不覺得應該跟人分享這種事。

一位充滿活力和創意的母親告訴我，她對這種狀況發展出一套四種層級的系統，根據每個人跟她孩子和家庭的關係深淺，以及會不會經常碰到面，提供不同的解釋。

第四級：負面反應的陌生人。有時反應是很明顯的，像是一句評論或怒視；但有時是比較客氣或甚至沒有表現出來。我們大可放心假設這種反應是對方個人的反射，而不是針對父母或孩子，所以沒有必要回應。

第三級：常見面的人，例如鄰居。這樣的人很可能會再次碰面，有時最好簡單而客觀地解釋一下：「我的孩子有自閉症，所以他才會這樣做。」

第二級：不是很親近的朋友和熟人。如果這個人有開放的心能接受，就可以解釋孩子行為背後的意義，以及這個人怎樣跟孩子互動最好。

第一級：祖父母、其他親近的親戚，以及會跟孩子接觸到的老師。我們應該決定要付出多少心力來讓這些人與孩子自在相處，並能對孩子提供最大的幫助。

有一個自閉症的學校提供給教職員工名片，讓他們在校外教學活動、社區參訪和其他公開場合中攜帶著。當某個孩子的行為引人側目時，老師可以發送名片給圍觀的人，這張名片上有學校的聯絡方式，背面還有一段文字，說明收到這張名片的人剛剛遇到了一位自閉症人士，而陪同的教職員工是受過專業訓練的人，能適時協助和介入。許多學校現在也開始採用同樣的方法。

很多家庭還使用另一個有創意的方法來代替解釋，就是穿一件印有自閉症機構名稱的 T 恤和其他衣物。如果夠細心的陌生人注意到了，就不會問太多問題，還可以透過觀察其家庭成員的互動，更了解自閉症。

Q：什麼時候適合告訴孩子他有自閉症？

我們不應該把說出事實當成一種判決，而是一種過程，這是一種對每個家庭和每個人都不同的過程；但並不是立刻說明一切，而是從幾個星期、幾個月，甚至幾年內所進行的討論中，慢慢揭露出來。當某些自閉兒慢慢有了社會意識，他們會開始覺得自己和同儕不一樣，也不能理解為什麼他們覺得某些狀況或場合那麼難以適應。也有一些人在了解自己的診斷之前，就已質疑自己的智力和能力，覺得自己一定有哪裡不對勁。「我是不是瘋了？」有一個男孩子經常這樣問他的母親。另外還有些人缺乏自我意識，根本連這些差異都沒有注意到。

很多父母不太願意把診斷告訴孩子，甚至強烈反對這麼做，害怕把孩子貼上標籤等於是一種限制，或者覺得孩子比一張標籤所能形容得還要複雜得多，這個想法是正確的。

我所認識的自閉症人士中，沒有人覺得被告知診斷（或經過一段時間後慢慢發覺），是負面或會造成傷害的經驗。當然，反應是連續性的。有些人回憶起突然得知他們的障礙的那一刻，感覺鬆了一口氣，原來他們的痛苦並不是自己造成的，而是因為先天上的問題引起的。還有些人提到知道真相後，立即讓他們的生命有了全新的開始：「我終於了解我自己了。」

什麼時候最適合討論這個問題？自然是當孩子開始覺得自己和同儕不一樣，或是當她開始質疑，為何對別人很簡單的事，自己卻覺得那麼難的時候，就需要談一談了。當一個小孩子或青少年開始說出自我貶抑的話，而且自尊受損時，討論診斷就非常重要了。如果孩子被人嘲笑或霸凌，告知診斷可以幫助她了解社會動態。有些孩子遇到了同樣有自閉症的同儕，這是一個可以解釋他跟同儕有何相同的挑戰以及差異的好機會。

與你的孩子討論自閉症最好的方法是什麼？史蒂芬．蕭爾（請見第九章）推薦一個四步驟的過程來慢慢讓孩子了解：

第一步：讓孩子知道自己與眾不同的長處。

第二步：一一列出孩子的強項和挑戰。

第三步：將孩子的強項與崇拜的偶像、朋友和喜愛的人做比較，但不做任何批判。

第四步：介紹「自閉症」（或「亞斯伯格症候群」）這個名稱，簡述孩子的經驗和障礙。

用這種貼心的方式來為孩子說明他的診斷，是幫助他建立自我意識的重要步驟，並能邁向更快樂、更有前景的人生。

Q：讓自閉兒做出「自我刺激」行為是不是不對？

我避免使用「自我刺激」這個詞，因為人們大多誤用了，並且帶有負面的意思。也就是說，我們每個人都有能讓自己保持情緒穩定和生理協調的方法，很多孩子也會做出某些令他們感到自在，或幫助他們更清醒的行為，例如：盯著某個物品、甩手、旋轉、甩動手指、揮舞手臂、一直重覆播放某些影片，或把玩具排一直線等，這些行為並沒有什麼不對。

當一個人必須過度地進行這類的行為，或者如果這些行為可能造成傷害或帶來恥辱，那就有問題。如果孩子自己一個人坐在那裡好幾個小時，手指在眼前不停地揮舞，不願意進行社交連結，那我們就需要協助他發展其他穩定情緒的方法，或者，我們必須去調整或改變活動。改變周遭環境，例如降低噪音和視覺上的混亂，也會有幫助。但當行為模式較為侷限，例如只發生在下課時間，或是在放學之前，那就不需要太過擔心（除非行為具有傷害性或破壞性）。

通常父母擔心的是，這樣的行為會引人側目，或讓別人想遠離這個孩子。在那種情況下，有時候最好幫助孩子學習其他較不引人側目的自我調整方法，或是鼓勵孩子在比較不會引起問題的時間進行自我刺激行為。對於比較理解人情世故的孩子或青少年，不妨跟他們解釋，雖然他們的行為並沒有錯，但別人很可能無法理解。或許，當孩子感覺無法專注的時候，她可以把彈手指的動作換成塗鴉或是捏球來讓自己平靜下來，或是要求休息一下去動一動。也可以運用「時間和空間」策略，幫助孩子明白，在比較不干擾人的「時間和空間」之下，進行這樣的行為是沒問題的。

Q：對自閉兒最好的學習場所，是正規班，還是獨立的特教班，或是私立學校？

沒有兩個自閉兒是完全一樣的，所以也沒有一體適用的課程。孩子除了可以在正式的課堂上學習之外，也可以從觀察同學以及與同學的互動中學習。他們同儕的社會和語言模式愈複雜愈好，只要不要遠超過孩子的能力所及。但這並不表示，跟典型的同學在一起學習，一定比跟特教班的學生在一起還要好。

在很多情況下，選擇並不僅限於獨立的特教班和融合班兩種而已。有些學校提供一系列的融合課程，從全天特教班，以及半天在小團體、半天在典型環境，到大部分時間都在有助理協助的融合班。有些社區有公立機構或是私立學校，只收有發展障礙的兒童或成年人。

一位有亞斯伯格症候群但非常聰明的學生，應該永遠跟典型學生一起上融合班嗎？不一定。通常這類的學生在融合班的環境裡，會覺得自己完全被誤解或甚至感到無所適從，沒有受過適當訓練的老師，可能會將他們的行為誤解為固執、反抗或阻擋。

在某些成功的課程裡，一個六到八位學生組成的班級，就像一個基地，提供額外的學術上和情感上的支持，建立團體感。有同樣診斷的人可以分享彼此的心情和經驗，一起成長，並從每個孩子所感受到的挑戰和勝利中獲得學習。相反地，有些在典型學校表現良好的自閉症學生說，他們並不想跟其他有自閉症或其他挑戰的學生在一起。

最重要的是，去注意孩子更大範圍的環境，並考慮她一整天和一整個星期所接觸到的各種模式，而不是只把教室當成全部。一個有很多兄弟姐妹的孩子，也可能從每天的家庭生活中獲得社會經驗。參與劇場計畫，或參加教會、猶太會堂或清真寺活動，或是和典型同儕一起參加運動計畫的孩子，可能就比較不需要融合學校的環境，畢竟融合學校也有它的缺點。

Q：有治療太多這回事嗎？

治療時間更多，並不一定代表治療品質更好。

父母常聽到專家說，為了讓某種療法達到效果，孩子每星期必須至少接受三十或四十小時的個別治療。這背後的含意是，治療的時間愈多愈好，且孩子如果沒有達到某個時間門檻，就不會帶來預期的功效。但單單時間是決定不了治療的強度或效果，最重要的是治療的品質、不同的環境和不同的人如何協調，以及目標對孩子的生活有何關連。

個人化的密集治療，或許對於嚴重障礙孩子的未來發展，是重要的一部分。但危險在於缺乏全面性的考量，未顧及孩子很多不同面向的人生。一個唸幼稚園的小朋友接受校外密集的治療，可能會太過疲累而不克參與課堂活動。每天放學後，父母可能得來回奔波，接送孩子去接受語言治療或職能治療，或是請一位行為治療師來到家裡，但一段時間過後，孩子和家人都感覺負荷太重了。

有時候治療師會要求再多加幾個小時的治療時間，但孩子會抗拒。專家或許能夠理解這樣的抗拒，但依然建議去克服這樣的抗拒。再次重申，父母必須信任自己的直覺。當一個孩子感覺負荷過重，並呈現出壓力過大、精疲力竭，並抗拒參與時，父母必須問自己：「我們為什麼要這樣做？我們為什麼要做這麼多？」

往往問題並不是投入某個治療的時間，而是那個治療無法與孩子的生活連結。關鍵在於宏觀的思考，以及選擇符合整體目標及策略的治療方法。該分配多少時間在任何治療中，這個重要性實在比不上採取團隊的方式，以及宏觀的思考。

Q：如果老師或治療師能力不足，而無法（或不願意）去教一個自閉兒，我該如何處理？

有些老師能夠接受自閉兒在他們的班上，但覺得他們缺乏學校主管、助理等的必要協助。另外更艱難的問題是，有些老師或許覺得他們沒有受過訓練，或只是單純覺得那不是他們的工作，而極度抗拒去教導自閉兒。

不管是哪一種情況，關鍵因素通常並非老師，而是學校的校長。一心一意帶領一所有教無類、支持每位學生的學校校長，會盡一切努力協助老師和學生。當這樣的校長遇到不願意教自閉兒的老師時，她會清楚表明，不管這位老師喜不喜歡，他都是團隊的一份子，必須支援學生。但學校也必須提供訓練和支持，來幫助這樣的老師。

父母也必須了解，他們對於孩子在學校的表現，扮演了不可或缺的角色。如果一位立意良善的老師沒有感覺得到適當的支持，父母可以盡其所能地提供協助，可以分享他們覺得什麼是幫助孩子學習以及參與的最好的方法，他們去游說以得到更多的支持。

父母不應該去對老師施壓，而應該理解，孩子有時會覺得很難以適應，如果孩子某一天過得很辛苦，父母不應該去責備老師。簡而言之，父母應該傳遞出他們和學校專家是夥伴的訊息，是主動、關心和投入的夥伴。他們也應該清楚表明，他們希望老師也能成為他們的夥伴。

有時候學生和老師的搭配確實不太適合，此時，與其責備老師或學校，父母應該扮演主動的角色來解決問題，並為孩子尋找最好的安置。

Q：很多無法開口說話的孩子，學習用 iPad 或其他裝置，或是像圖案系統等低科技方法或手語來溝通。這些方法會不會阻礙他們學會說話？

教孩子另類的溝通方法，會妨礙孩子的語言發展，這聽起來似乎很合乎邏輯，選擇使用手語、圖案溝通系統、照片和語音合成器，想必將會讓孩子失去說話的動機。但是以我的經驗來說，使用這些方法來輔助溝通，其實會幫助語言發展（這項發現獲得許多研究的支持）。原因很簡單：學習說話的動機，來自成功的溝通經驗。孩子愈能成功地與別人建立關係，即使不是透過說話，孩子也會更想要使用大多數人使用的方法來溝通：說話。

此外，研究顯示，成功的社交溝通能幫助孩子保持更穩定的情緒；於是，孩子就不太需要使用會製造麻煩的方式來調控。當一個孩子在溝通上愈來愈得心應手，不管他是用什麼方式來溝通，他會更願意學習，也包括學習如何專心傾聽別人說話，因此也能學習如何說話。

Q：在自閉兒的生命中，他的兄弟姐妹應該扮演什麼角色？

兄弟姐妹可以在了解及支持自閉兒上，扮演非常重要的角色；但研究指出，他們所扮演的角色差異非常大。要求手足做得太多（而且基本上就像父母一樣），從發展上來看並不那麼恰當，且通常會導致手足心生怨懟。而在另一個極端，父母不應該告訴手足說他們不需要涉入其中，或完全不需要擔心。一般而言，適應最好的手足，是那些能夠擔負一些符合他年紀的責任，並能自由選擇要如何提供幫忙。

手足跟有自閉症的兄弟姐妹之間的關係，也會經歷各自不同的發展階段。我認識一位年輕女孩，她很樂意幫助甚至教導她的自閉症哥哥，但是當她進入青春期時，就開始避開跟哥哥待在一塊，尤其是在大庭廣眾之下。兩年後她又開始幫助哥哥了，甚至更加關懷。就連一般典型的人，手足關係也是很複雜。父母應該隨時樂意溝通，讓兄弟姐妹知道，父母尊重他們的感覺，也會傾聽他們的心聲。

Q：自閉症會導致離婚嗎？

一個長久以來的迷思認為，生出自閉兒的家庭，四對夫妻中有三對最後會離婚。這個論點並沒有可靠的研究支持。在美國，有半數的婚姻最後會離婚，如果自閉症這個因素再加進來的話，數據會提高嗎？沒有人知道答案。

我們所能知道的是，關係中的壓力會導致離婚。撫養一個有障礙的孩子肯定會有壓力。如果婚姻基礎早已不穩，那麼生了自閉兒會再雪上加霜，那就很可能導致離婚。但自閉症絕不是單一因素。當然了，在某些案例中，如果可以帶來更安穩平靜的家庭環境，分居或離婚不見得是一件壞事，對大多數的孩子最終也會帶來益處。但從短期來看，分居或離異對小孩子而言，確實會令人困惑，甚至難以承受。

但很意外地，有些父母覺得，生了自閉兒後卻讓婚姻和整個家庭更加穩固。為了面對必須解決的問題、做出艱難的決定、為孩子找出最好的協助和機會，夫妻有機會學習更有效率地溝通協商。父母經常說，能做如此難以抉擇的決定，讓他們在面對其他挑戰時更有自信。而當事情進展順利時，全家人會一起歡慶成功。

不過，夫妻兩人很普遍地對於自閉兒的看法有兩極的反應，尤其是在早期。經常其中一位發現孩子不太對勁，而另一位覺得沒什麼好大驚小怪的；其中一位很擔心孩子的未來，而另一位則採取靜觀其變的策略。

這些差異並不會只存在於早期階段。一位父母可能會對孩子在大庭廣眾下的行為感到不好意思，而另一位對這種感覺已經完全免疫；一位可能對某種療法特別有興趣，但另一位可能喜歡另一種。父母可能表面上在問孩子的狀況，其實背後是在尋求婚姻的意見，因此老師和專家經常發現自己在解決的是夫妻問題。父母雖然並不需要每次事都意見一致，但應該能夠找到方法去面對自閉症所帶來的挑戰，運用這些挑戰來鞏固婚姻，而不是讓它們帶來更大的波瀾。我所認識在這方面做得很成功的父母，都能帶領他們的家庭進入成長和充實的旅程，改善每一位家人的人生。

SCERTS 模式

本書有許多觀念和說明都是根據 **SCERTS** 模式而來的，這是由普瑞桑醫生為了自閉症，與同事 **Amy Wetherby** 醫生、**EmilyRubin**，以及 **Amy Laurent** 共同發展出來的一套方法。**SCERTS**（社交溝通、情緒調控和人際網絡支援；是 **Social Communication,Emotional Regulation, and Transactional Support** 的縮寫）是針對泛自閉症孩童和大人，以及他們的家人，所設計的一套有科學根據的全面療育方法。**SCERTS** 提供一套指導方法，幫助自閉症人士能成為自信的社交溝通者和主動學習者，同時避免會干擾學習和關係發展的問題行為。這套方法的用意是幫助家庭、教育人員和治療師，一起協調合作，努力為孩子帶來最大的進步。全美國的學區以及十幾個國家都已經開始實施 **SCERTS** 模式了。想知道更多的資訊，請上網：**www.scerts.com**

感謝

這本書經過了很長的時間才問世，若沒有很多人的幫助和支持是不可能完成的。在此我要對以下的人表達我深深的感激。

我的合著者湯姆．菲爾斯梅爾（**Tom Fields-Meyer**），感謝他的友誼、支持，以及了不起的文學造詣，幫助我將那些能代表我四十年來所學之精髓的故事，敘述得栩栩如生。我也要特別感謝 **Shawn Fields-Meyer** 拉比、**Ezra**、**Ami** 以及 **Noam**，讓我在過去這一年來，佔用了你們和湯姆在一起的時間。

感謝我的妻子伊蓮．梅爾（**Elaine Meyer**）醫生，這些年來一直很喜歡我的故事，也從這些故事中學到了不少。是她的愛及熱情支持，使這本書成形的。她在醫院以及在我們的週末家長僻靜會上，以她的創新和慈悲心與家庭的合作交流，是我源源不絕的靈感來源。

感謝我兒子諾亞的愛，以及對這本書的深切關心。我們很驕傲他長成了一位能關懷別人的年輕人。打從他一出娘胎並開始了他的旅程，我就祈禱他也能像我一樣找到自己人生的理想。

感謝我的妹妹黛比的愛和支持，還有感謝我的父親山姆所擁有的驚人記憶，他一直相信我會做出正確的選擇，他的自豪總是激勵著我。

感謝我的好朋友 Wally Zembo，幫助我在過去三十年來，保持平衡及規律的生活。

感謝我的讀者 Michael John Carley、伊蓮．梅爾醫生、Eliza Beringhause、Shawn Fields-Meyer 拉比，以及 Mary Hanlon，他們的努力、貼心輸入和鼓勵，讓初稿更加精緻。

感謝坎納、柯雷雅、多明哥和蘭道爾這四個家庭，他們很慷慨地讓我寫出他們的私人故事，幫助其他家庭學習他們的智慧。

我們最棒的文學經紀人 Betsy Amster，感謝她從一開始就對這個寫作計畫有信心，也謝謝她的貢獻和專業知識，以及在過程中一路鼓勵我們。

感謝 Simon & Schuster 出版社的編輯 Trish Todd，在這本書的編輯過程中，以技術、細心和最大的熱情呵護著它。

感謝我的 SCERTS 模式的合作者及親愛的朋友 AmyWetherby 博士、Emily Rubin 和 Amy Laurent。這本書所傳達的許多價值，反映出我們投入在 SCERTS 模式裡的理想和實踐。我對我們的成就感到驕傲。

我事業上的恩師 Judy Duchan 醫生、David Yoder、John Muma 以及 David Luterman，感謝他們相信我並提供支持、價值觀和技能，幫助我追尋一個最有意義的事業。特別感謝 David L.，他不斷地鼓勵我去寫一本書。

我的前任同事和好朋友 Adriana Loes Schuler 醫生，感謝他的好記憶，他真的是我認識過最有天份、最獨特的一個人。我們一開始對於仿說的共同興趣，後來開花結果，發展成我永遠珍惜的深刻友誼。

感謝芭芭拉和鮑伯．多明哥夫婦、我們寶貴的朋友以及在僻靜會上特別的夥伴，還有過去二十年來所有參加我們週末僻靜會並帶來永生難忘經驗的父母。我很高興有這個榮幸能夠見證他們了不起的故事、對子女的愛、偉大的幽默感以及幫助其他父母的慷慨，並從中獲得學習和啟發。

全美國以及海外選擇投入幫助兒童及家庭的專家、助理、父母、學校及機構主管，我非常感謝他們的信任，以及能與他們合作並跟他們學習的機會。特別感謝我最親近的同事，每天站在第一線服務孩子和他們的家人：「奇蹟計畫」的伊蓮·霍爾，以及Eve Mullen、Tony Maida，以及Cooperative EducationalServices的員工，還有《自閉症光譜季刊》的Diane Twachtman-Cullen。

感謝已經成為我生命一部分的所有自閉症人士及其家人，有許多已經變成我寶貴的朋友和恩師，讓我擁有意義深遠的一生事業。我對他們有盡感謝。

——貝瑞·普瑞桑

我很感謝貝瑞·普瑞桑醫生給我這個機會，協助將他一生的志業化做文字。身為一個自閉兒（現在已經是個年輕人）的父親，我一直在尋找有慈悲心、智慧與愛的專家（這些特質也是作家該有的），貝瑞完全具備這些特質，能向他學習並跟他一起創作是我的榮幸。我也很感謝他的妻子艾蓮和他的兒子諾亞，總是在我造訪時熱情招待我。

我很幸運能擁有傑出的文學經紀人 **Betsy Amster**，她是我最信賴的顧問和朋友，她的意見總是一針見血。**Simon & Schuster** 出版社的 **Trish Todd** 所付出的支持、積極和協助，無人能比。感謝我的朋友 **Shep Rosenman** 大方地分享他的法律知識。

我非常感謝我的朋友伊蓮．霍爾，她對自閉症人士及其家人付出許多，也包括對我們。正是伊蓮建議貝瑞和我見面，無意間促成了這個寫作計畫，我希望這本書能為別人帶來益處及理解。

我很感謝我的父母 **Lora** 和 **Jim Meyer**，他們仔細校對書稿並提供了不少意見。還有我的家人 **Sandey** 和 **Del Fields**，他們不斷地提供支持和關愛，他們讓我每天都感到備受恩寵。

謝謝我的兒子 **Ami**、**Ezra** 和 **Noam**，感謝他們的愛和支持、他們的音樂，以及逗我笑。我最感謝的是我最棒的妻子 **Shawn Fields-Meyer**，她從一開始就很鼓勵我參與這個寫作計畫，她以耐心和直覺傾聽我對這本書的每個想法，總是用微笑來支持我做的每一件事。

——湯姆．菲爾斯梅爾（Tom Fields-Meyer）

生命潛能出版圖書目錄

心靈成長系列		作者	譯者	定價
ST01124	預見未知的高我	弗瑞德．思特靈 Fred Sterling	林瑞堂	380
ST01125	邀請你的指導靈	桑妮雅．喬凱特 Sonia Choquette	邱俊銘	380
ST01126	來自寂靜的信息	李耳納．傑克伯森 Leonard Jacobson	鄭羽庭	320
ST01127	呼吸的神奇力量	德瓦帕斯 Devapath	黃翎展	270
ST01128	當靜心與諮商相遇	史瓦吉多 Svagito R. Liebermeister	莎薇塔	380
ST01129	靈性法則之光	黛安娜 ． 庫柏 Diana Cooper	沈文玉	320
ST01130	塔羅其實很簡單	M. J. 阿芭迪 M. J. Abadie	盧娜	280
ST01134	齊瑞爾訊息：創世基質	弗瑞德．思特靈 Fred Sterling	邱俊銘	340
ST01136	綻放直覺力	金．雀絲妮 Kim Chestney	許桂綿	280
ST01137	點燃療癒之火	凱若琳．密思博士 Caroline Myss, Ph.D.	林瑞堂	380
ST01138	地心文明桃樂市 (2)	奧瑞莉亞．盧意詩．瓊斯 Aurelia Louise Jones	黃愛淑	300
ST01139	我值得擁有一切美好的改變	露易絲．賀 Louise L. Hay	蕭順涵	250
ST01140	齊瑞爾訊息：重返列木里亞	弗瑞德．思特靈 Fred Sterling	林瑞堂	380
ST01142	克里昂訊息：DNA 靈性 12 揭密	李．卡羅 Lee Carroll	邱俊銘	380
ST01143	重拾靈魂悸動	桑妮雅 ． 喬凱特 Sonia Choquette	丘羽先	280
ST01144	朵琳夫人的天使水晶治療書	朵琳 ． 芙秋博士 Doreen Virtue, Ph.D.& 茱蒂斯 ． 洛克斯基 Judith Lukomski	陶世惠	300
ST01146	地心文明桃樂市 (3)	奧瑞莉亞 ． 盧意詩 ． 瓊斯 Aurelia Louise Jones	黃愛淑	380
ST01147	女人愈熟愈美麗	莎拉．布洛考 Sarah Brokaw	盧秋瑩	350
ST01149	你的人生不一樣	露易絲 ． 賀 Louise L. Hay & 雪柔 ． 李察森 Cheryl Richardson	江孟蓉	250
ST01150	發現亞特蘭提斯	黛安娜 ． 庫柏 Diana Cooper & 莎朗 ． 赫頓 Shaaron Hutton	林瑞堂	380
ST01154	創造生命的力量 (附光碟)	露易絲 ． 賀 Louise L. Hay	吳品瑜	280
ST01155	開心曼陀羅	林妙香		280
ST01156	天使之藥 2013 年新版	朵琳 ． 芙秋博士 Doreen Virtue, Ph.D.	陶世惠	340
ST01157	願望	安潔拉．唐諾凡 Angela Donovan	楊佳蓉	300
ST01158	居家魔法整理術	泰絲．懷特赫思特 Tess Whitehurst	林群華	300
ST01159	通向宇宙的鑰匙	黛安娜．庫柏 Diana Cooper & 凱西．克洛斯威爾 Kathy Crosswell	黃愛淑	380
ST01161	中年不敗	潔西卡 ． 卡吉爾湯普生 Jessica Cargill-Thompson & 約翰 ． 歐康乃爾 John O'Connell	游懿萱	250
ST01162	不費力的靜坐	阿嘉彥 ． 波伊斯 Ajayan Borys	舒靈	300

ST01163	水晶高頻治療 (2)	卡崔娜 · 拉斐爾 Katrina Raphaell	奕蘭	300
ST01164	夢想的顯化藝術	偉恩 · 戴爾博士 Wayne W. Dyer	非語	300
ST01165	凱若琳的人格原型書	凱若琳 · 密思 Caroline Myss	林瑞堂	360
ST01167	通往幸福的奇蹟課程	蓋布麗兒 · 伯恩絲坦 Gabrielle Bernstein	謝明憲	360
ST01168	新世代小孩與人類意識大蛻變	P.M.H. 阿特沃特 P. M. H. Atwater	楊仕音	350
ST01170	人間天使的決斷力	朵琳 · 芙秋博士 Doreen Virtue, Ph.D.	林瑞堂	300
ST01171	水晶光能傳導 (3)	卡崔娜 · 拉斐爾 Katrina Raphaell	思逸	350
ST01173	奧修靜心治療	史瓦吉多 Svagito R. Liebermeister	陳伊娜	420
ST01174	召喚天使 (2014 年新版)	朵琳 · 芙秋博士 Doreen Virtue, Ph.D.	王愉淑	280
ST01175	為人生帶來奇蹟的魔法書	山川紘矢 & 山川亞希子	李璦祺	300
ST01176	來自長島靈媒的療癒訊息	特蕾莎 · 卡普托 Theresa Caputo	非語	320
ST01177	遇見神奇獨角獸	黛安娜 · 庫柏 Diana Cooper	黃愛淑	380
ST01178	托爾特克愛的智慧之書	唐 · 梅桂爾 · 魯伊茲 Don Miguel Ruiz	非語	260
ST01179	初學者的內觀禪修	傑克 · 康菲爾德 Jack Kornfield	舒靈	250
ST01180	療癒破碎的心	露易絲 · 賀 Louise Hay & 大衛 · 凱斯勒 David Kessler	謝明憲	280
ST01181	當下是良師	佩瑪 · 丘卓 Pema Chödrön	舒靈	280
ST01182	天使塔羅全書	朵琳 · 芙秋博士 Doreen Virtue, Ph.D. & 羅賴 · 瓦倫坦 Radleigh Valentine	星宿老師（林樂卿）	350
ST01183	看見神性生命的奇蹟	偉恩 · 戴爾博士（Wayne W. Dyer）	非語	420
ST01184	靈性能量淨化書	泰絲 · 懷特赫思特 Tess Whitehurst	陳麗芳	300
ST01185	天使能量排毒法	朵琳 · 芙秋博士 Doreen Virtue Ph.D. & 羅伯 · 李維 Robert Reeves	黃愛淑	420
ST01186	天使占星學	朵琳 · 芙秋博士 Doreen Virtue, Ph.D. & 亞思敏 Yasmin Boland	陳萱芳	720
ST01187	情緒藝術	露西雅 · 卡帕席恩博士 Lucia Capacchione Ph.D.	沈文玉	350
ST01188	五次元的靈魂揚昇	黛安娜 · 庫柏 Diana Cooper & 提姆 · 威德 Tim Whild	黃愛淑	450
ST01189	天使數字書 (2016 年版)	朵琳 · 芙秋博士 Doreen Virtue, Ph.D.	王愉淑	300
ST01190	催眠之聲伴隨你 (2016 年版)	米爾頓 · 艾瑞克森 Milton H. Erickson & 史德奈 · 羅森 Sidney Rosen	蕭德蘭	450
ST01191	假面恐懼	麗莎 · 蘭金博 Dr. Lissa Rankin	非 語	450
ST01192	天使夢境國度	朵琳 · 芙秋 博士 Doreen Virtue, Ph.D. & 梅麗莎 · 芙秋 Melissa Virtue	黃春華	320
ST01193	高敏感族自在心法	伊蓮 · 艾融 Elaine N. Aron	張明玲	480
ST01194	喜悅之道	珊娜雅 · 羅曼 Sanaya Roman	王季慶	400

廣　告　回　信
台北郵局登記證
台北廣字第04947號

11167
台北市士林區承德路四段234號8樓
生命潛能文化事業有限公司

感謝所有支持及關心生命潛能的廣大讀者群，即日起，
掃描生命潛能官方LINE@ QR Code ，您將能獲得：

◆官網專屬購物金
◆當月出版新書資訊
◆不定期享有獲得活動特殊好禮機會
◆新舊書優惠特價資訊
◆最新活動及工作坊開課資訊

Scan me

生命潛能出版社　讀者回函卡

姓名：________________ 性別：□男　□女　年齡：_____

電話（含手機）：______________________________

E-mail：____________________________________

購買書名：_____________________________

購買方式：□書店 □網路 □劃撥 □直接來公司門市 □活動現場 □贈送 □其他 _______

何處得知本書訊息：□逛書店 □網路 □報章雜誌 □廣播電視 □讀書會 □他人推廣 □圖書館
□演講、活動 □書訊 □其他 _______

購書原因：□主題 □作者 □書名 □封面吸引人 □書籍文案 □價格 □促銷活動

感興趣的身心靈主題：□天使系列 □高靈/靈魂系列 □塔羅牌/占卜卡 □心理諮商 □身體保健
□身體保健 □兩性互動 □親子教養 □水晶系列 □冥想/瑜珈

對此書的意見：

期望我們出版的主題或系列：

【聆聽您的聲音　讓我們更臻完美】

謝謝您購買本書。對於本書或其他生命潛能的出版品項，若您有任何建議與感想，歡迎您將上方的「讀者回函卡」（免郵資）或掃描線上版的讀者回函表，填妥後寄出，讓我們更能了解您的意見，作為出版與修正的參考。非常感謝您！

Scan me

線上版讀者回函表

內在價值系列課程（一階/二階）

生命階梯
TGB Life International

也許，在快樂與不快樂、矛盾與茫然中，
渡過一天又一天。
偶爾你會疑惑：
我的生活就是這樣了嗎？
我真正想要的究竟是什麼？
對現在的生活，我真的感到快樂嗎？

請試著花點時間認識自己的內在，
聽聽那些沒被聽到的快樂與不快樂聲音，
當我們看清楚生命中瞬間的選擇關鍵，
或許便走出經年累月循環的生命輪迴。

課程主旨：
- 透過覺察，看見自己關係中的盲點。
- 感受自己的內在情緒，能安心地表達。
- 練習做出最適合自己的關係抉擇。

邀請你，將以前的小怪物，
歷經歲月悠轉，
讓它在女性溫柔力量的喚醒下，
蛻變成為各式的蝴蝶。

11167台北市承德路四段234號8樓
TEL 02-28833989 FAX 02-28836869
www.tgblife.com.tw

請掃此得知課程訊息

心靈成長系列 207

我懂，你的獨舞世界──自閉症不怪，他們只是與眾不同

作　　者｜貝瑞．普瑞桑（Barry M. Prizant）
譯　　者｜李怡萍
發 行 人｜許宜銘
總　　監｜王牧絃
執行編輯｜吳珈綾
美術編輯｜陳傳家
出版發行｜生命潛能文化事業有限公司
聯絡地址｜台北市士林區承德路四段 234 號 8 樓
聯絡電話｜(02) 2883-3989
傳　　真｜(02) 2883-6869
郵政劃撥｜17073315　戶名 / 生命潛能文化事業有限公司
E- MAIL｜tgblife66@gmail.com
網　　址｜http://www.tgblife.com.tw
郵購單本九折，五本以上八五折，未滿 1000 元郵資 60 元，購書滿 1000 元以上免郵資

內文編排｜華剛數位印刷有限公司｜(02) 2776-4086
印　　刷｜中華彩色印刷．電話｜(02) 2915-0123
法律顧問｜大壯法津事務所　賴佩霞律師
版　　次｜2018 年 4 月初版
定　　價｜520 元

ISBN：978-986-95751-9-5
Complex Chinese Translation copyright: 2018 by Life Potential Publications
UNIQUELY HUMAN：A Different Way of Seeing Autism
Original English Language edition Copyright © 2015 by Childhood Communication Services, Inc.
All Rights Reserved.
Published by arrangement with the original publisher, Simon & Schuster, Inc.

行政院新聞局局版台業字第 5435 號　如有缺頁、破損，請寄回更換
版權所有．翻印必究

國家圖書館出版品預行編目（CIP）資料

我懂, 你的獨舞世界 : 自閉症不怪, 他們只是與眾不同 / 貝瑞 . 普瑞桑 (Barry M. Prizant) 著 ; 李怡萍譯 . -- 初版 . -- 臺北市 : 生命潛能文化, 2018.04
面； 公分 . -- (心靈成長系列)
譯自 : Uniquely human : a different way of seeing autism
ISBN 978-986-95751-9-5(平裝)

1. 自閉症　2. 特殊兒童

415.988　　107004251

讓生命潛能 帶你探索心靈世界的真、善、美
Life Potential Publishing Co., Ltd